Sebastian Kibitz

Augentraining im Alltag

Wie Sie mit einfachen Übungen Ihre Sehkraft schnell verbessern & erhalten, Ihre Augen entspannen und sich besser fühlen

Augentraining im Alltag

www.edition-lunerion.de

Für Fragen und Anregungen:
info@edition-lunerion.de
Auflage 2023

Inhalt

Vorwort

In unserer modernen Gesellschaft verbringen die meisten Menschen viel Zeit vor dem Bildschirm oder am Schreibtisch. Zahlreiche Jobs werden heutzutage vom Laptop oder Computer aus durchgeführt. Zwischen Papierakten und E-Mails gibt es für viele Arbeitnehmer kaum noch Beschäftigungsmöglichkeiten, die an der frischen Luft verrichtet werden können. Doch nicht nur während der Arbeitszeit verbringen wir reichlich Zeit vor dem Computer. Auch privat häufen sich die Stunden vor digitalen Bildschirmen bei den meisten Menschen. Wir verbringen mehrere Stunden am Tag am Smartphone – zum Chatten mit Freunden, um auf Social-Media-Apps unterwegs zu sein oder selbst nach Feierabend noch berufliche Mails zu beantworten. Wenn wir nicht mit unserem Handy beschäftigt sind, verbringen wir die Abende oftmals vor dem Fernseher oder Laptop, um Serien anzuschauen. Dieser sehr einseitige Lebensstil wirkt sich merklich auf die Gesundheit aus.

Viele Menschen kennen Rücken- und Kopfschmerzen vom stundenlangen Sitzen und der zahlreichen Arbeit am Bildschirm. Auch die Augen zählen zu den Organen, die von dieser Lebensweise besonders betroffen sind. Während wir nur am Schreibtisch sitzen, trainieren wir ausschließlich die Sicht in der Nähe. Weitsehen wird so gut wie gar nicht beansprucht. Zusätzlich schaden das ständige Sitzen in geschlossenen Räumen sowie die hellen Bildschirme und das blaue Licht der Computer den Augen. Bei vielen Menschen führt dies über kurz oder lang zu Sehschwächen. Insbesondere Kurzsichtigkeit ist eine häufige Folge.

Doch die Sehstärke kann trainiert werden. Es gibt viele verschiedene Übungen, mit denen diesem gesundheitsschädlichen Lebensstil entgegengewirkt werden kann. Daher widmet sich dieses Buch den vielfältigen Möglichkeiten des Augentrainings.

Training für Adleraugen

Augen bestehen unter anderem aus Muskeln. Wie auch die restlichen Muskeln unseres Körpers können diese Muskeln trainiert und gestärkt werden. Viele Augenübungen beschäftigen sich damit, die Muskulatur der Sehorgane zu trainieren. Andere beziehen sich explizit auf bestimmte Sehmethoden – beispielsweise das periphere Sehen, also das Sehen außerhalb des Fokusbereichs. In diesem Buch werden Sie zahlreiche verschiedene Augenübungen kennenlernen. Von einfachen Entspannungsübungen über die Stärkung der Muskulatur bis hin zu Übungen für das Weitsehen ist alles dabei. Sie lernen Ihre Augen besser kennen und werden verstehen, mit welchen Tricks und Tipps Sie gezielt etwas Gutes für sie tun können.

Damit Sie einen Überblick über die Funktionen der Augen erhalten, widmen sich die ersten Kapitel dem Aufbau und der Arbeitsweise der Augen. Welche Bestandteile sind für das Sehen besonders verantwortlich? Wie funktioniert das Sehen? Und welche Probleme entstehen, wenn Muskeln oder andere Bestandteile nachlassen? All das erfahren Sie zu Beginn dieses Buches. Im Anschluss werden Sie die Grundlagen des Augentrainings kennenlernen. Dadurch soll ein Verständnis für die Übungseinheiten aufgebaut werden. Sie werden lernen, wie Sie am besten trainieren und warum eine Mischung aus Entspannung und Training besonders wichtig ist.

Nach diesen theoretischen Einblicken führen wir Sie endlich in die Praxis ein. Die Augenübungen sind einfach nachzuahmen und viele von ihnen können ortsunabhängig in Ihren Alltag eingebaut werden. Wir laden Sie herzlich dazu ein, so viele Übungen wie möglich auszuprobieren und herauszufinden, welche von diesen Ihnen am besten gefallen. Wundern Sie sich nicht, wenn Ihnen einige Übungen zu Beginn etwas schwerfallen – wenn Ihre Augen bereits gestresst sind, ist das nur allzu natürlich. Je häufiger Sie trainieren, desto besser werden Sie sich mit den Übungen fühlen. Am Ende dieses Buches werden Sie einen umfassenden Einblick in das Augentraining und die Welt des Sehens erhalten haben. In diesem Sinne wünsche ich Ihnen viel Vergnügen beim Weiterlesen und eine spürbare Verbesserung Ihrer ganz persönlichen Sehfähigkeit!

Schritt für Schritt zu mehr Lebensqualität mit effizientem Augentraining

Wie viel unsere Augen im Alltag leisten, bemerken wir oft erst, wenn wir uns auf sie nicht mehr ganz verlassen können. Schlechter werdende Sehkraft beeinflusst das alltägliche Leben und die Lebenskraft ganz erheblich. Mit effizientem Augentraining erhöhen Sie die Sehkraft und damit auch die Lebensqualität ganz erheblich.

Spuren unserer Lebensweise

Unsere moderne Lebensweise sorgt für viele Erleichterungen im Alltag. Maschinen übernehmen zahlreiche Aufgaben, viele Jobs lassen sich von zuhause über das Internet erledigen – ja, sogar Einkäufe können mittlerweile mit wenigen Klicks und per Lieferdienst getätigt werden. Seit Jahren wird daher bereits viel darüber gesprochen, dass mehr Bewegung im Alltag förderlich ist, um den Körper gesund zu halten. Schließlich sind unsere Körper immer noch darauf ausgelegt, stundenlang in Bewegung zu bleiben und alle Muskeln regelmäßig zu trainieren. Trainieren wir diese nicht, schwinden sie zu geringen Größen, was wiederum einen Leistungsnachlass zur Folge hat. So viel ist den meisten Menschen bestens bekannt – doch an die Augen denken dabei leider die wenigsten.

Auch unsere Augen haben Muskeln. Sie sind im Grunde dazu in der Lage, durch Training und intensiven Gebrauch *stärker* und durch Vernachlässigung leistungsschwächer zu werden. Leider sorgt der moderne Lebensstil bei vielen Menschen auch für einen reduzierten Gebrauch dieser Sehmuskeln.

Die sechs Muskeln der Augen

Durchschnittlich verbringen Deutsche mehr als neuneinhalb Stunden im Sitzen und bewegen sich keine zwei Kilometer pro Tag. Die meiste Zeit davon verbringen diese Menschen vor einem Bildschirm: Computer, Handy oder auch vor dem Fernseher. Die offensichtlicheren Folgen dieses Verhaltens sind eine schlechte Haltung und Schmerzen – insbesondere im Nacken- und Rückenbereich. Doch auch die Augen spüren dieses Verhalten. Die häufig schlechten Lichtverhältnisse sorgen einerseits für eine Überbelastung der Linse und gleichzeitig für eine Unterbelastung der Muskeln. Wenn Sie stundenlang am Bildschirm arbeiten, werden die Augenmuskeln sehr einseitig belastet. Auch den Augen würde ein stärkeres Training im Alltag guttun.

Wer bereits spürt, dass die Augen schlechter werden, kann mit gezieltem Augentraining oft Verbesserungen herbeiführen. Insgesamt beinhalten die Augen sechs Muskeln, die im Alltag unterschiedlich stark beansprucht werden. Um eine abwechslungsreichere Beanspruchung und Entspannung zu gewährleisten, sind gezielte Augentrainings- und Übungseinheiten gut geeignet. Doch wie geht man am wirkungsvollsten vor? Damit Sie besser verstehen, wie solche Übungen aussehen können und wie ein solches Training funktionieren kann, lernen Sie in den folgenden Abschnitten zunächst die Grundlagen. Wie funktionieren unsere Augen überhaupt? Was ist Augentraining? Und was kann dieses Training bewirken? Lesen Sie weiter!

Funktionsweise der Augen

Werfen wir nun einen Blick auf die Funktionsweise der Augen. Ein Verständnis für die grundlegenden Aufgaben der Augen wird Ihnen dabei helfen, Augentraining besser zu verstehen. Je mehr Sie verstehen, desto leichter wird es Ihnen fallen, die besten Trainingserfolge zu erzielen. Ähnlich wie beim Fitnesstraining, dürfen Sie insbesondere dann Erfolge feiern, wenn Sie sich mit der Funktionsweise Ihres Körpers beschäftigen und beim Training gezielt auf alle Besonderheiten eingehen. Im Folgenden erhalten Sie zunächst weiterführende Informationen über den Aufbau des Auges. Anschließend erfahren Sie dann mehr über die Arbeitsweise des Sehorgans.

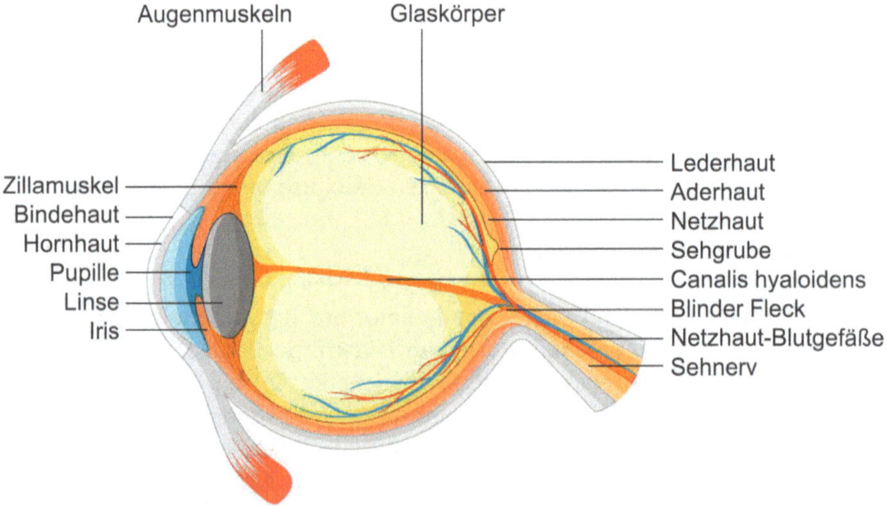

Anatomie des Auges

Der Aufbau des Auges

Vielleicht erinnern Sie sich noch an die eine oder andere Biologiestunde: Grundsätzlich arbeiten unsere Augen, indem sie auf Helligkeiten und Entfernungen reagieren. Verantwortlich für die beeindruckende Arbeit der Augen sind diverse Bestandteile. Befassen wir uns also mit dem Aufbau des Auges, damit Sie alle Einzelheiten kennenlernen. Keine Sorge: Was Sie jetzt sehr an den Schulunterricht erinnert, wird nur ein kurzer Überblick über die wichtigsten Details, damit Sie verstehen, wie Ihre Augen funktionieren und was Ihre Sehkraft beeinflussen kann.

Die Hornhaut (Kornea)

Die *Hornhaut* ist sozusagen das Fenster des Auges. Durch sie gelangt Licht ins Innere. Einstrahlende Lichtreize werden von der Hornhaut gebündelt, um an die *Netzhaut* weitergeleitet zu werden. So kann später ein Bild entstehen. Die Hornhaut besteht aus miteinander verwobenen *Kollagenfasern*, die eine Kuppel vor den innersten Bestandteilen des Auges bilden.

Die Kollagenfasern sind so dünn und so fein miteinander verwoben, dass die Kuppel glasklar aussieht. Insgesamt ist die Hornhaut etwa einen Millimeter dick und von außen mit Tränenflüssigkeit benetzt.

> **Kollagenfasern** sind Bindegewebsfasern. Sie bestehen aus Eiweißen und haben eine stützende sowie stabilisierende Funktion im Organismus. Kollagen findet sich nicht nur in den Augen, sondern auch in vielen anderen Körperteilen. Dazu gehören beispielsweise die Sehnen, die Zähne und die Knochen.

Die Lederhaut (Sklera)

Die Lederhaut sitzt hinter der Hornhaut und bildet den weißen Bereich im Auge. Sie ist ausgesprochen kräftig – daher auch der Name Lederhaut – und schützt das Auge vor Verletzungen. Die Hornhaut des Auges ist in die Sklera eingebettet und etwas stärker gewölbt als ihre Umgebung. Sie hat eine hohe Brechkraft (43 Dioptrien); der gesamte Sehapparat liegt bei 60 Dioptrien. Der Augapfel wird von ihr fast vollständig umschlossen. Nur zwei kleine Lücken werden nicht umschlossen: eine Lücke für die Hornhaut, eine zweite Lücke für die Sehnervenfasern. Die Lederhaut ist zum Teil von einer durchsichtigen Bindehaut überzogen. Dies ist überall dort der Fall, wo sie von außen sichtbar und dadurch potenziell gefährdeter ist. Insgesamt dient dies dem umfassenden Schutz des Auges.

Die Regenbogenhaut

Die Regenbogenhaut, auch Iris genannt, ist die gefärbte Blende des Auges – also der Bereich, von dem Sie sprechen, wenn Sie über die Augenfarbe einer Person reden. Auf der Vorderseite der Iris befindet sich das sogenannte Stroma. In dieser Schicht sind Pigmente enthalten, die je nach Anzahl für eine unterschiedliche Färbung der Iris sorgen können: Weniger Pigmente färben die Augen blau, grün bis hin zu grau, wohingegen eine sehr hohe Anzahl von Pigmenten die Iris braun erscheinen lässt. Die Regenbogenhaut bildet die zweite Gewebsschicht des Auges und liegt auf Höhe des Übergangs von der Hornhaut zur Lederhaut. In ihrem Inneren liegt die Pupille. Zwei Muskeln der Regenbogenhaut vergrößern oder verkleinern die innere Pupille – je nachdem, wie viel Licht hineinströmt.

> Die **Farbpigmente**, die in der Iris enthalten sind, dichten sie gegen das einfallende Licht ab. Dadurch soll gewährleistet werden, dass Licht nur durch die Pupille ins Auge eindringen kann. Daher scheinen Menschen mit helleren Augenfarben – also weniger Pigmenten – in den meisten Fällen auch lichtempfindlicher zu sein als solche mit dunklen Augenfarben.

Die Pupille

Die Pupille ist die innere Mitte der Iris. Sie kann sich dank der Irismuskeln auf unterschiedliche Lichtverhältnisse einstellen. Bei hellen Lichtverhältnissen verkleinert sie sich zu einer winzigen Öffnung. Ist es hingegen dunkler, weitet sich die Pupille, damit sie möglichst viel Platz bietet, Licht hindurchzulassen. Die Pupille kann auch durch Emotionen beeinflusst werden. So weitet sie sich etwa bei Angst, Aufregung oder großer Freude. Im Regelfall ist die Pupille von Kindern generell größer als die von Erwachsenen.

Die Linse

Die Linse bündelt das Licht, das durch die Pupille ins Auge eintritt. Sie liegt hinter der Pupille und kann das Licht so direkt dort aufnehmen, wo es eintritt. Dieses gebündelte Licht wird zur Netzhaut weitergeleitet, wo ein Bild entsteht. Linsen sind elastisch und können ihre Brechkraft ändern. Die Brechkraft sorgt dafür, dass sowohl weit entfernte als auch naheliegende Objekte erkannt werden können. Verantwortlich ist dafür der sogenannte *Ziliarmuskel*. Die Linse verliert mit zunehmendem Alter immer mehr Elastizität und wird dadurch unflexibler und steifer. Dadurch wird die Brechkraft geringer, was letztlich zu Sehschwächen führen kann, vorwiegend zu der sogenannten Altersweitsichtigkeit, auf die wir etwas später noch eingehen werden.

Der Glaskörper

Der Glaskörper ist das Augeninnere zwischen der Linse und der Netzhaut. Er ist, wie sein Name bereits verrät, durchsichtig. Da er zu beinahe 98 % aus Wasser besteht und zu zwei Prozent aus Hyaluronsäure (eine Mischung aus Zucker und Eiweiß) und Kollagen, hat er eine gelartige Konsistenz. Der Glaskörper ist von einer dünnen Membran umgeben, die ihn schützen soll.

Die Netzhaut

Die Netzhaut bildet die Innenauskleidung des Auges. Sie ist besonders lichtempfindlich, da sie mit etwa 127 Millionen Lichtrezeptoren ausgestattet ist. Diese Rezeptoren wandeln das gebündelte Licht, das aus der Linse tritt, in Nervenimpulse um. Außerdem besitzt die Netzhaut sogenannte *Zapfen-Rezeptoren*, die für das Farbsehen verantwortlich sind. Sogenannte *Stäbchen* wiederum sorgen für das Hell-Dunkel-Sehen.

Die Zonulafasern (Zonulum)

Die Zonulafasern fixieren die Linse ringförmig. Ist der Ziliarmuskel entspannt, ziehen diese Fasern an den Rändern der Linse und bringen sie in eine flache Form. Dies gewährleistet das Sehen in der Ferne. Die Fasern erschlaffen wiederum mit Anspannung des Muskels und ermöglichen das Sehen in der Nähe. Die Zonulafasern werden umgangssprachlich häufig auch als *Aufhängebänder* der Linse beschrieben. Im allgemeinen Sprachgebrauch wird das Zonolum (die Gesamtheit der Zonulafasern) auch als das *umlaufende Halteband* der Linse bezeichnet.

Der Ziliarkörper

Der Ziliarkörper, auch Strahlenkörper genannt, ist eine Art ringförmige Verdickung um die Linse herum. Hier ist der ebenfalls ringförmige Ziliarmuskel angesiedelt. Der Ziliarkörper ist mit den Zonulafasern verbunden und produziert außerdem das sogenannte *Kammerwasser*.

> Das **Kammerwasser** ist eine Flüssigkeit, die den Raum zwischen Linse und Hornhaut ausfüllt.

Die Augenkammern

Die Augenkammern sind kleine Hohlräume im vorderen Augenbereich. Man unterscheidet zwischen einer vorderen und einer hinteren Augenkammer, die durch die Pupille in einer offenen Verbindung zueinander stehen. Sie sind mit dem besagten Kammerwasser gefüllt, welches Nährstoffe und Sauerstoff beinhaltet. Dadurch wird das Auge – insbesondere Linse und Hornhaut – ernährt. Weiterhin stabilisieren diese gefüllten Kammern die Form des Auges.

Die vordere Augenkammer erstreckt sich von der Hinterseite der Hornhaut bis zur Regenbogenhaut. Die hintere Kammer erstreckt sich von der Regenbogenhaut bis zur Linse. Das Kammerwasser gelangt durch eine Lücke zwischen Linse und Iris in die vordere Augenkammer. Von dort aus wird es durch winzige Kanäle aufgenommen und in das Blut abgeleitet. So kann immer für eine frische Nährstoffzufuhr gesorgt und altes Wasser abgegeben werden. Das Abgeben des Kammerwassers sorgt insbesondere auch für einen Innendruckausgleich im Auge.

Der gelbe Fleck

Der sogenannte gelbe Fleck befindet sich im Zentrum der Netzhaut, direkt neben der Einmündung des Sehnervs. Da an dieser Stelle der Farbstoff *Lutein*, der für eine gelbe Farbe sorgt, stark eingelagert ist, hat er passenderweise den Namen „gelber Fleck" erhalten. In seiner Mitte befindet sich die sogenannte *Fovea centralis*, der Ort des schärfsten Sehens. An keiner anderen Stelle im Auge sind die Lichtrezeptoren so dicht gelagert wie an diesem Fleck.

Die Aderhaut

Zwischen der Lederhaut und der Netzhaut befindet sich eine Mittelschicht: die sogenannte Aderhaut. Sie ist reich an Blutgefäßen (Adern) und hat daher ihren Namen erhalten. Über diese Blutgefäße wird die Schicht der Netzhaut mit Sauerstoff versorgt.

Der Sehnerv (Nervus opticus)

Der Sehnerv ist für die Weiterleitung der Informationen von der Netzhaut an das Gehirn verantwortlich. Er befindet sich ganz hinten am Auge und besteht aus gebündelten Nervenfasern. Insgesamt ist der Sehnerv etwa einen halben Zentimeter dick. Die Austrittsstelle des Sehnervs wird *Papille* genannt. Sie wird umgangssprachlich auch als blinder Fleck bezeichnet, da sich an dieser Stelle keine Lichtrezeptoren befinden. Daher fehlt in jedem Bild, das sich letztlich im menschlichen Gehirn bildet, immer ein ganz kleines Stück. Im Alltag fällt dies jedoch nicht auf. Der Sehnerv gehört biologisch gesprochen zum Gehirn. Er ist der zweite von insgesamt 12 Hirnnerven.

Das Auge und seine Arbeitsweise

Das menschliche Auge vermittelt stetig mehr Eindrücke als alle anderen Sinnesorgane. In jeder Sekunde nimmt das Auge durchschnittlich zehn Millionen verschiedene Informationen auf – von Farben, Lichtverhältnissen, Formen und Größen. Diese Informationen werden in Sekundenschnelle an das Gehirn weitergegeben. Sie können sich die Augen im Grunde wie eine Filmkamera vorstellen. Das Licht fällt, wie durch ein Kameraobjektiv, in die Augen ein, durchquert die Hornhaut, die vordere Augenkammer, die Pupille, die Linse und den Glaskörper und gelangt letztendlich auf die Netzhaut.

Die Hornhaut bricht das Licht bereits ein erstes Mal. Wird das Licht – beispielsweise aufgrund einer Hornhautverkrümmung – dort nicht richtig gebrochen, entstehen keine klaren Bilder. Mehr dazu erfahren Sie im späteren Verlauf dieses Buches. Viele Bestandteile des Auges – unter anderem die Hornhaut – können für ein unscharfes oder trübes Bild im Gehirn verantwortlich sein. Die Pupille reguliert, wie viel Licht tiefer ins Auge treffen darf. Auf der Linse wird das Licht abermals gebrochen. Landen die Lichtstrahlen schließlich bei der Netzhaut, werden sie gebündelt und es entstehen Bilder. Der Punkt, an dem die Lichtstrahlen gebündelt werden, wird *Brennpunkt* genannt. Bei normaler Sicht sollte der Brennpunkt direkt auf der Netzhaut liegen. Die dort entstehenden Bilder werden von der Netzhaut über den Sehnerv zum Gehirn weitergeleitet. Der gesamte Vorgang geschieht mit beiden Augen gleichzeitig. Die Kombination der Eindrücke beider Augen ergeben im Gehirn ein Gesamtbild. So entsteht eine räumliche Vorstellung unserer Umgebung – oder auch das, was wir „sehen“ nennen.

Hauptverantwortlich für die Sehkraft ist also die Arbeit der Linse. Sie verändert ständig ihre Form, je nachdem, ob wir in Helligkeit oder Dunkelheit unterwegs sind oder ob die fokussierten Objekte nah oder weit entfernt liegen. Dieser Prozess findet permanent statt – außer, wenn die Augen geschlossen sind – und wird Akkommodation genannt.

> Der Begriff „**Akkommodation**“ stammt von dem lateinischen Wort „accommodare“ und bedeutet so viel wie „anpassen“ oder „anlegen“. Es handelt sich hierbei um eine dynamische Anpassung der Brechkraft des Auges.

Die sechs Augenmuskeln ermöglichen der Linse diese Bewegungsfreiheit und sorgen dafür, dass wir in verschiedene Richtungen schauen können. Ohne sie wäre unser Blick vermutlich starr nach vorne gerichtet. Hauptverantwortlich für die Unterstützung der Linse ist der Ziliarmuskel.

Konzentrieren wir uns jetzt auf das Scharfsehen in der Nähe und in der Ferne. Schließlich werden Sie insbesondere diese Fähigkeit mit dem Augentraining verbessern. Die Linse wird beim Scharfsehen durch den Ziliarmuskel bewegt. Lesen Sie beispielsweise in diesem Buch, spannt sich der Ziliarmuskel beider Augen an und sorgt auf diese Weise dafür, dass die jeweilige Linse flacher wird. Das wiederum hat zur Folge, dass das reflektierende Licht auf eine Art und Weise gebrochen wird, die naheliegende Objekte scharf aussehen lässt. Alles, was in der Ferne liegt, wird gleichzeitig nur verschwommen wahrgenommen. Genau das Gegenteil geschieht, wenn der Ziliarmuskel sich entspannt. Dadurch wölbt sich die Augenlinse und das Licht wird auf eine Art gebrochen, dass Objekte in der Ferne schärfer gesehen werden. Alles, was sich in unmittelbarer Nähe befindet, wird wiederum nur verschwommen wahrgenommen.

Abgesehen von speziellen Augenkrankheiten entsteht eine Fehlsichtigkeit insbesondere durch einen nicht mehr richtig funktionierenden Ziliarmuskel. Kann sich der Ziliarmuskel nicht mehr richtig entspannen, kann sich die Linse nicht mehr korrekt wölben. Die Wölbung der Linse bleibt zu flach, sodass der Brennpunkt nicht mehr am richtigen Platz liegt. Auch wenn Sie sich auf die Objekte in der Ferne konzentrieren möchten: Sobald die Linse diesen Vorgang nicht mehr ordentlich durchführen kann, sehen Sie in der Ferne unscharf. Es entsteht die sogenannte Kurzsichtigkeit. Ganz ähnlich verhält es sich im Falle der Fernsichtigkeit: Der Ziliarmuskel kann sich in diesem Fall zwar in aller Regel noch richtig entspannen, jedoch nicht mehr vollkommen anspannen. Auch dadurch verschiebt sich der Brennpunkt. Das Ergebnis ist unscharfes Sehen in der Nähe.

All die bisher aufgeführten Informationen unterstützen Sie dabei, zu erkennen, wie Ihre Augen grundsätzlich funktionieren. Doch was genau ist die Ursache für diese Fehlfunktion des Ziliarmuskels? Eine ganz eindeutige Erklärung gibt es dafür nicht – grundsätzlich kann es diverse Auslegungen für solche Schwierigkeiten geben. So kann eine genetische Schwäche beispielsweise nicht ganz ausgeschlossen werden. Allerdings kann in vielen Fällen auch eine Überlastung der Augen für die Probleme verantwortlich sein.

Geht man davon aus, dass eine Überanstrengung der Augen der Grund für Fehlsichtigkeit ist, ist es nur logisch, dass gezieltes Training und Entspannungsübungen die Fehlsichtigkeit korrigieren können. Im Folgenden lernen Sie nun die Grundlagen des Augentrainings kennen. Wie funktioniert Augentraining und welche Prämissen werden ihm zugrunde gelegt? Was kann Augentraining bewirken? Und welche Arten von Fehlsichtigkeit gibt es überhaupt? Die Antworten hierfür finden Sie in den nächsten Kapiteln.

Was ist Augentraining?

Augentraining ist die Bezeichnung für gezielte Augenübungen, die die Augen beanspruchen und entspannen können. Die Erfindung des Augentrainings geht auf den US-amerikanischen Augenarzt Dr. William Bates (1860 bis 1931) zurück. Er ging davon aus, dass Fehlsichtigkeit häufig die Folge einer schwachen Augenmuskulatur sei. Diese Muskelschwäche führte er auf *falsches Sehen* zurück. Damit meinte er beispielsweise zu langes Starren auf nahe liegende Objekte und zu wenig unterschiedliche Beanspruchung. Fachärzte gehen heute zwar nicht davon aus, dass nahezu alle Sehschwächen auf ungünstiges Sehverhalten zurückgehen – da jedoch mittlerweile ein Großteil der Bevölkerung an diversen Sehproblemen leidet, ist es durchaus naheliegend, dass einseitiges Sehverhalten solche Schwächen fördern kann. Viele Fachärzte raten daher zu regelmäßigem Augentraining.

Sollten Sie tagsüber häufig am Computer- oder Handybildschirm arbeiten bzw. anderweitig beschäftigt sein, müssen Ihre Augen die ganze Zeit auf *Nah-Sehen* eingestellt sein. Sie werden also sehr einseitig belastet, da sie nicht mehr zwischen Nah- und Weit-Sehen wechseln. Während die Sicht in die Ferne so gut wie gar nicht beansprucht wird, wird das Sehen auf kurze Distanz überbelastet. Entspannungsübungen gehören zum Augentraining ebenso wie Beanspruchungen dazu. Augentraining wird außerdem durch andere Handlungen, wie regelmäßiges Lüften und regelmäßige Bildschirm-Pausen, unterstützt. Lüften beugt beispielsweise trockener Raumluft vor, die die Augen zusätzlich reizen kann. Bildschirmpausen sorgen dafür, dass die Augen automatisch öfter entspannen dürfen. Auch gute Tageslichtquellen unterstützen die Sicht im Alltag. Künstliches oder zu schwaches Licht kann die Augen auf Dauer anstrengen. Ständige Bildschirmarbeit kann die Augen außerdem müde machen und zu Reizungen führen. Frischluftpausen hingegen unterstützen ein gesundes Sehvermögen. Umwelteinflüsse verändern sich in der Natur ständig, sodass sich die Augen immer wieder umstellen müssen. Dies wirkt, in Kombination mit der frischen, feuchteren Luft, wie eine natürliche Entspannungstherapie für überlastete Augen.

Im Augentraining geht man davon aus, dass sowohl körperliche als auch psychische Überanstrengungen zu Muskelfehlfunktionen führen können. Insbesondere die Risikofaktoren für Kurzsichtigkeit werden dadurch erheblich erhöht. Allerdings sollte dabei beachtet werden, dass sich Augentraining nicht für jede Form der Fehlsichtigkeit eignet. Wenn Sie Probleme mit dem Sehen haben, sollten Sie daher in jedem Fall zunächst einen Arzt aufsuchen. Er kann Ihnen die Ursache und die Art Ihrer Fehlfunktion nennen.

Im Allgemeinen sind vier Formen der Sehschwächen bekannt:

1. Die Kurzsichtigkeit, auch Myopie genannt
2. Die Weitsichtigkeit, auch Übersichtigkeit oder Hyperopie genannt
3. Die Alterssichtigkeit, auch Presbyopie genannt
4. Die Hornhautverkrümmung, auch Stabsichtigkeit oder Astigmatismus genannt

Des Weiteren kennt man verschiedene Formen von Ametropien. Der Begriff Ametropie stammt aus dem Altgriechischen und bedeutet so viel wie „Missverhältnis" („a" = nicht, „metron" = Maß). Diese Arten von Fehlsichtigkeit entstehen dadurch, dass der Augapfel einen Gegenstand bei entspannter Akkommodation nicht scharf auf der Netzhaut abbildet. Parallel einfallende Lichtstrahlen werden abhängig von ihrer Einfallsebene oder ihrem Abstand von der optischen Achse unterschiedlich gebrochen. Es entstehen Abbildungsfehler unterschiedlicher Art. Streng genommen sind die Kurzsichtigkeit, die Weitsichtigkeit und die Stabsichtigkeit ebenfalls Formen von Ametropien. Zudem kennt man jedoch einige andere Arten. Dazu zählt beispielsweise der sogenannte Dreiblattfehler (dreiachsiger Astigmatismus).

Außerdem ist die Amblyopie (auch Schwachsichtigkeit genannt) eine bekannte Fehlsichtigkeit. Dabei liefern die beiden Augen unterschiedlich starke Bilder an das Gehirn, sodass das Gehirn sich für ein Bild entscheiden muss. Die Ursachen für diese Fehlsichtigkeit können unterschiedlich sein. Eine bekannte Ursache hierfür ist u. a. das Schielen.

Übrigens: Das sogenannte „**Blinzelgesicht**", das durch die zusammengekniffenen Augen entsteht, wurde im Griechischen Myops genannt und gab der Kurzsichtigkeit schon früh ihren medizinischen Fachterminus: **Myopie.**

Letztlich kennt man noch die Farbblindheit und die Nachtblindheit. Alle Arten von Fehlsichtigkeit zu benennen und zu erklären, würde jedoch den Rahmen dieses Buches sprengen. Daher soll der kurze Hinweis auf diese verschiedenen Möglichkeiten an dieser Stelle genügen.

Bei Kurzsichtigkeit nimmt die Sehstärke in der Ferne ab. Das Sehen auf kurze Distanz hingegen funktioniert nach wie vor. Weitsichtigkeit ist der umgekehrte Fall. Alterssichtigkeit entsteht durch Alterung der Linse. Dadurch kann sich das Auge meist schlechter an Nähe anpassen. Umgangssprachlich spricht man daher auch oft von *Altersweitsichtigkeit*. Sie kennen sicherlich ältere Verwandte, die erst im höheren Alter eine Lesebrille benötigten. Sehr wahrscheinlich liegt bei Ihnen eine solche Altersweitsichtigkeit vor. Alterssichtigkeit hat andere Gründe als allgemeine Weitsichtigkeit, wenngleich die Symptome ähnlich sind. Letztlich kann eine Sehschwäche auch aufgrund einer Hornhautverkrümmung stattfinden. Dabei entsteht als

Folge eine Art verzerrtes Sehen. Mehr über verschiedene Sehschwächen lernen Sie im nächsten großen Kapitel. Augentraining aktiviert die Muskeln, kann jedoch keine Hornhautverkrümmung verbessern. Es kann sich durch diese Leistung jedoch positiv auf die allgemeine Kurzsichtigkeit oder Weitsichtigkeit auswirken. Sicherlich haben Sie schon davon gehört, dass Lesen im Dunkeln die Augenkraft verschlechtern soll. Dies ist jedoch nur bedingt wahr. Zu wenig Lichtzufuhr kann auf Dauer das Risiko für Kurzsichtigkeit erhöhen. Allerdings sind kurze, abendliche Leseeinheiten unter der Bettdecke, wie es gern von Kindern praktiziert wird, in der Regel nicht lang genug, um ernsthafte Verschlechterungen der Sehkraft herbeizuführen.

Was kann Augentraining bewirken?

Hätten Sie es gewusst? Die Uni Mainz fand heraus, dass es einen wissenschaftlichen Zusammenhang zwischen Bildung und Kurzsichtigkeit geben kann. Je höher der Bildungsgrad, so die Studie, desto häufiger seien Menschen kurzsichtig. Es ist naheliegend, dass ein Zusammenhang mit der überdurchschnittlichen Anzahl von Bildschirmarbeiten in höheren Bildungsschichten besteht. Selbst unabhängig vom Bildschirm scheint Büro- und Papierarbeit eine einseitige Arbeit für die Augen zu sein. Die Klischees von Bücherwürmern, Anwälten, Bibliothekaren, Philosophen und sonstigen Intellektuellen mit Brillen sind womöglich nicht ohne Grund entstanden.

Prinzipiell kann Augentraining die Muskeln stärken und damit Kurzsichtigkeit und Weitsichtigkeit vorbeugen. Außerdem scheinen Menschen, die bereits unter einer der genannten Sehschwächen leiden, Verbesserungen zu spüren, wenn sie das Training regelmäßig in ihren Alltag einbauen. Eine Verbesserung der Dioptrien kann zwar bislang nicht eindeutig wissenschaftlich nachgewiesen werden, doch die Erfahrungsberichte vieler Teilnehmer sind positiv.

> **Dioptrien** ist genau genommen die Bezeichnung für die Maßeinheit der sogenannten *Brechkraft* (dazu später mehr) der Augenlinse, wird aber heute auch als Maßeinheit für die Stärke einer Fehlsichtigkeit genommen.

Da Fehlsichtigkeit anscheinend nicht genetisch bedingt sein muss, wie die Studien der Uni Mainz belegen, ist es naheliegend, dass man an seiner Fehlsichtigkeit arbeiten kann. Wie stark sich die Sehkraft verbessern lässt, kann nicht für jeden Einzelfall vorhergesagt werden. Allerdings scheint das Augentraining mehr als nur Prävention und Verbesserung von Fehlsichtigkeit zu bewirken. Viele Menschen merken auch, dass ihre Augen durch das Training im Alltag weniger stark belastet sind. Sie sind seltener gereizt, müde oder trocken. Unangenehme Folgen, wie Jucken, Schmerzen, Brennen und Rötungen, können daher ebenfalls reduziert werden.

Ein kurzer theoretischer Überblick

Werfen wir noch einmal einen gezielten Blick darauf, wie Ihre Augenmuskeln funktionieren und welche Arten von Fehlsichtigkeit aus einer Fehlfunktion oder Krankheit entstehen können. Lassen Sie uns nun prüfen, wann ein Augentraining in Frage kommt und wieso es bei der Korrektur einer Sehschwäche helfen kann. Keine Sorge: Dies wird keine lange Anatomiestunde. Sie werden schnell feststellen, wieso Augentraining in einigen Fällen sehr wertvoll sein kann und wodurch sich die verschiedenen Schwierigkeiten unterscheiden.

ARTEN VON FEHLSICHTIGKEIT

Beginnen wir mit einer Übersicht über die verschiedenen Arten von Fehlsichtigkeit. Eine kurze Aufzählung haben Sie bereits früher im Buch erhalten. An dieser Stelle lernen Sie, genau zu verstehen, was bei diesen Sehschwächen in Ihrem Auge geschieht und wo ein Augentraining die größte Wirkung für Sie entfalten kann.

Zur Erinnerung – die wichtigsten Arten von Fehlsichtigkeit:

1. Kurzsichtigkeit (Myopie)
2. Weitsichtigkeit (Hyperopie)
3. Alterssichtigkeit (Presbyopie)
4. Hornhautverkrümmung (Astigmatismus)
5. Schwachsichtigkeit (Amblyopie)

Befassen wir uns im Folgenden genauer mit den Details dieser Fehlsichtigkeitsarten.

Kurzsichtigkeit - schlechtes Sehen in der Ferne

Was im Groben hinter dem Begriff Kurzsichtigkeit steckt, wissen Sie bereits: Betroffene sehen in der Ferne schlecht und in der Nähe gut. Für Kurzsichtigkeit kann es grundsätzlich zwei Ursachen geben:

1. Der Brechwert der Augenlinse ist zu hoch (man spricht auch von einer sogenannten Brechungsmyopie)
2. Der Augapfel ist zu lang (dies ist gleichzusetzen mit einer Achsenmyopie)

Die Folgen sind immer gleich: Lichtstrahlen, die aus der Ferne kommen, treffen vor der Netzhaut aufeinander anstatt direkt auf diese. Dadurch ergibt sich ein unscharfes Bild. Allerdings kann die Ursache der Kurzsichtigkeit einen entscheidenden Einfluss auf ihre Behandlung haben. Kurzsichtigkeit kann vererbt werden. Es zeigt sich, dass das Risiko für Kurzsichtigkeit bei 60 % liegt, wenn beide Elternteile ebenfalls kurzsichtig sind. Auch die Lebensbedingungen im Allgemeinen haben eine nicht unerhebliche Tragweite. Darunter fällt beispielsweise die bereits erwähnte lange Arbeit am Computer oder Smartphone. Studien zeigen darüber hinaus, dass Kinder häufiger kurzsichtig werden, wenn sie weniger Zeit im Freien verbringen. Je mehr Zeit sie sich an der frischen Luft aufhalten und im Tageslicht spielen, desto geringer ist das Kurzsichtigkeitsrisiko. Ein Faktor dafür scheint Dopamin zu sein. Durch das Tageslicht wird vermehrt Dopamin ausgeschüttet, was ebenfalls einen positiven Effekt auf das Sehen haben kann.

Dopamin ist ein Hormon und ein wichtiger Neurotransmitter im menschlichen Körper. Im menschlichen Organismus wird es vorwiegend als Vorstufe von Noradrenalin gebildet. Dopamin hat viele Funktionen, eine der wichtigsten liegt im Belohnungssystem. Der Stoff wirkt bei Ausschüttung stimmungserhellend und ist daher im alltäglichen Sprachgebrauch auch als Glückshormon bekannt.

Im Alltag macht sich Kurzsichtigkeit häufig dadurch bemerkbar, dass Dinge, die Sie im Alltag normalerweise lesen können, verschwommen wahrgenommen werden. Dazu gehören nicht zwangsläufig alle weit entfernten Objekte – doch jene, die Sie theoretisch im Alltag gut lesen können sollten. Dazu zählen insbesondere Straßennamen und Hausnummern, Verkehrsschilder, Schriften an Universitäts- und Schultafeln, Reklametafeln, Tagesmenüs auf Tafeln in Restaurants und Anzeigetafeln an Bahnhöfen. In der Natur erkennen Sie Kurzsichtigkeit daran, dass weniger Details wahrgenommen werden. So nehmen kurzsichtige Menschen beispielsweise weniger einzelne Blätter oder Zweige wahr. Wenn Sie kurzsichtig sind, haben Sie möglicherweise außerdem die Tendenz dazu, Ihre Augen fest zusammenzukneifen, wenn Sie in die Ferne schauen. Das Zusammenkneifen der Augen sorgt für eine verkleinerte Pupille und die Tiefenschärfe steigt ein wenig an. Das soll die Sehschwäche ausgleichen. Allerdings ist dieser häufig unbewusste Versuch selten besonders erfolgreich.

Weitsichtigkeit – schlechtes Sehen in der Nähe

Bei Weitsichtigkeit liegt ein Missverhältnis zwischen Achsenlänge und Brechkraft des Auges vor. Ähnlich wie bei Kurzsichtigkeit kann es auch bei Weitsichtigkeit verschiedene Ursachen geben. Gründe dafür sind entweder

1. ein zu kurzer Augapfel (bei normaler Brechkraft; auch Achsenhyperopie genannt) oder
2. eine zu niedrige Brechkraft (bei normaler Augenachsenlänge; auch Brechungshyperopie genannt).

Auch eine Kombination aus beiden Problemen ist denkbar. Verantwortlich dafür können diverse Erkrankungen oder Fehlfunktionen im Auge sein. So kann Weitsichtigkeit beispielsweise auch durch eine genetisch bedingte Fehlstellung der Linse bedingt sein. Liegt Weitsichtigkeit vor, treffen die Lichtstrahlen gebündelt hinter der Netzhaut aufeinander, sodass ein unscharfes Bild im Gehirn entsteht.

Weitsichtigkeit macht sich im Alltag dadurch bemerkbar, dass naheliegende Objekte, die normalerweise gut erkannt werden müssten, plötzlich verschwommen sind. Am meisten fällt dies beim Lesen auf. Bei jungen Menschen wird dieses Problem häufig auch durch Nebensymptome wie Kopfschmerzen, Augenbrennen oder starkem Tränenfluss erkannt. Das liegt daran, dass viele Menschen (unbewusst) die Augenmuskeln stärker anspannen, um die Wölbung der Linse zu verändern – sie reißen ihre Augen förmlich auf. Ähnlich wie durch das Zusammenkneifen der Augen die Kurzsichtigkeit ausgeglichen werden soll, soll auf diese Art die Weitsichtigkeit ausgeglichen werden. Dies ist meistens nur mit mittelmäßigem Erfolg möglich und verursacht durch die starke Anspannung Nebeneffekte wie Schmerzen, Brennen oder plötzlicher oder übermäßiger Tränenfluss. Im schlimmsten Fall kann daraus sogar eine Bindehautentzündung entstehen. Kleinere, ungewollte Nebeneffekte sind schnelle Erschöpfung der Augen und verschwommenes Sehen (aufgrund der überbelasteten Augen). Da insbesondere Kinder auf diese Art Weitsichtigkeit ausgleichen und häufig sogar glauben, sie können bestens sehen, bemerkt man Weitsichtigkeit nicht immer sofort. Die starke Überbelastung macht sich nicht selten erst nach Jahren bemerkbar.

Alterssichtigkeit – wenn die Linse ihre Anpassungsfähigkeit verliert

Nimmt die Biegsamkeit der Linse bzw. des Ziliarmuskels mit zunehmendem Alter ab, spricht man von einer Presbyopie – der Alterssichtigkeit. Dass die Linse mit zunehmendem Alter auf diese Art und Weise starrer wird, ist keine Erkrankung, sondern den normalen altersbedingten Umbauprozessen geschuldet. Das Altern der Linse beginnt genau genommen bereits im Kindesalter. Allerdings wird die Fehlsichtigkeit erst sehr viel später bemerkt. Im

Durchschnitt ist das bei einem Alter von etwa 45 Jahren der Fall. Langsam wird das Lesen als anstrengender empfunden und bei sehr langen Leseeinheiten kann es sogar zu Kopfschmerzen oder leichtem Druck in den Augen kommen. Als erste Symptome sieht man häufig, dass Kleingedrucktes näher an das Auge herangeführt wird. Bei vielen Menschen ist die Akkommodation ab einem Alter von 60 Jahren so schwer, dass zum Nahsehen eine Brille benötigt wird – deshalb kennen Sie so viele Menschen, die im Alter eine Lesebrille tragen. Da es sich bei diesem Phänomen um einen ganz natürlichen Alterungsprozess handelt, erlebt im Grunde genommen fast jeder Mensch diese Veränderung eines Tages. Wenn Sie davon im Alter von 40 oder 50 Jahren noch nicht viel spüren, tritt der Prozess in der Regel einfach nur später auf.

Hornhautverkrümmung – wenn das Licht nicht gleichmäßig gebrochen wird

Bei einer Hornhautverkrümmung wölbt sich die Hornhaut des Auges nicht so, wie sie es sollte. Anstatt sich kugelförmig zu verhalten, krümmt sie sich auf eine Art, dass sie das einfallende Licht vertikal und horizontal unterschiedlich stark bricht. Die Lichtstrahlen vereinigen sich dann nicht wie bei einer gesunden Hornhaut in einem Brennpunkt auf der Netzhaut. So kann kein klares Bild entstehen und das Bild, das an das Gehirn weitergeleitet wird, ist verzerrt. Der Fachbegriff Astigmatismus spiegelt im Grunde genau dieses Problem wider:

Astigmatismus bedeutet so viel wie „Punktlosigkeit“. Da sich die Lichtstrahlen nicht an einem Punkt treffen, sondern sich stabförmig zu Linien verzerren, spricht man umgangssprachlich auch von der Stabsichtigkeit. Astigmatismus kann auch auf einer ungleichen Wölbung der Augenlinse beruhen.

Man unterscheidet grundsätzlich zwei Varianten des Astigmatismus:

1. Den regulären Astigmatismus
2. Den irregulären Astigmatismus

Liegt der reguläre Astigmatismus vor, entstehen durch die Verkrümmung der Hornhaut zwei Brennlinien, die senkrecht zueinander stehen. Diese Verkrümmung folgt sozusagen bestimmten Grundpfeilern, weshalb man sie gezielt ausgleichen kann. Liegt jedoch der irreguläre Astigmatismus vor, besitzen mehrere Hornhautstellen unterschiedliche Brechkräfte, wodurch das Licht auf die unterschiedlichste Weise gebrochen wird. In ganz schweren Fällen sind dadurch sogar gar keine Brennlinien mehr erkennbar. Entsprechend gibt es keine Art Muster oder Regel, der diese Verkrümmung folgt, weshalb sie sich so schwer ausgleichen lässt.

Die Hornhautverkrümmung ist meistens angeboren und hat nicht selten genetische Ursachen. Tritt sie erst später im Leben auf, sind oft Verletzungen, Krankheiten, Entzündungen oder eine Vernarbung nach einer Augenoperation die Ursache. Wer unter einer Hornhautverkrümmung leidet, sieht Dinge in der Ferne und Nähe unscharf. Das Gehirn erhält keine genauen Informationen über die Bilder und kann daher keine scharfen Bilder erstellen. Symptome einer Hornhautverkrümmung können außerdem Schwindel, Augenschmerzen und Kopfschmerzen sein. Der Ziliarmuskel versucht häufig, den Brechungsfehler der Hornhaut auszugleichen, indem er die Linse mit viel Kraft scharfzustellen versucht. Dadurch tritt eine Überanstrengung auf, deren Folgen die zuvor genannten Symptome sein können.

Amblyopie – wenn ein Auge stärker ist als das andere

Der Begriff Amblyopie kommt ebenfalls aus dem Altgriechischen und bedeutet in etwa „stumpfes Auge“. Dabei handelt es sich um eine funktionelle Sehschwäche. Das bedeutet, dass die Sehkraft eingeschränkt ist, obwohl an sich weder organische noch neuronale Erkrankungen vorhanden sind, die diese Schwäche erklären könnten. Eine solche Sehschwäche entsteht, wenn beide Augen unterschiedliche Bilder an das Gehirn liefern. Das Gehirn kann die verschiedenen Bilder dann nicht passend zusammenfügen und muss sich für ein bevorzugtes Bild entscheiden. Das Gehirn wählt dann die Bilder des Auges aus, das ihm schärfere Bilder liefert. Die Bilder des schwächeren Auges werden vernachlässigt. Das bedeutet wiederum, dass sich die Bindung zwischen dem schwächeren Auge und dem Gehirn nie richtig entwickeln kann. Diese Schwäche entsteht schon im Kindesalter und kommt etwa bei fünf Prozent der Kinder vor. Frühzeitig entdeckt, kann sie jedoch behandelt werden.

Die häufigste Ursache für die Amblyopie ist das Schielen. Dabei schauen beide Augen in unterschiedliche Richtungen und liefern deshalb verschiedene Bilder ab. Das führt dazu, dass im Gehirn doppelte Bilder entstehen. Da dies stören würde, entscheidet sich das Gehirn für das stärkere Bild. Das Auge, das ausgeblendet wird, wird weniger benutzt und kann seine Sehkraft nicht vollständig entwickeln. Neben dem Schielen können jedoch auch andere Faktoren für eine Amblyopie vorliegen (beispielsweise Brechfehler im Auge). Da kleine Kinder noch nicht richtig äußern können, wenn sie nicht richtig sehen, kann es im Kindesalter schwer sein, die Anzeichen für eine Amblyopie zu erkennen. Zeichen für diese Art von Fehlsichtigkeit können neben dem offensichtlicheren Schielen auch das sehr nahe Heranholen von Gegenständen an das Gesicht und das ständige Drehen zur Seite des Kopfes beim Anschauen von Objekten sein.

Neurologische & mentale Belastung mit Augentraining verbessern

Unser Alltag kann je nach Arbeit und Freizeitgestaltung viel Anstrengung für unsere Augen bedeuten. In den vorangegangenen Kapiteln haben Sie bereits erfahren, dass insbesondere Bildschirmarbeit den Augen schaden kann. Die Folgen von langer Bildschirmarbeit können jedoch nicht nur Kurzsichtigkeit sein. Auch ständig müde, trockene und brennende Augen können als Folge auftreten. Selbst wenn sich noch keine merklichen Verschlechterungen in der Sehleistung feststellen lassen, sind dies erste Anzeichen von einer Überlastung. Viele Bildschirmarbeiter kennen auch vorübergehendes verschwommenes und unscharfes Sehen. Auch das ist ein klares Zeichen für eine Überlastung des Sehorgans. Manche Menschen kennen das Phänomen auch nach kurzen Nächten oder langer Arbeit am Schreibtisch (etwa beim Lesen oder bei Aktenarbeit).

Neurologische Beschwerden sind meist eine Folge von langfristig überbelasteten Augen. Wenn Sie die Augen nur kurzzeitig überlasten, werden Sie wahrscheinlich noch nicht allzu viel wahrnehmen – abgesehen von müden Augen. Haben Sie also beispielsweise einen Job, in dem Sie überwiegend nicht am Bildschirm arbeiten, werden Ihnen ein paar Stunden am Stück wahrscheinlich wenig ausmachen. Sobald Sie jedoch tagelang sehr viel Bildschirmarbeit leisten müssen, wird sich dies früher oder später auch auf anderen Ebenen bemerkbar machen. Ihre Augen werden wahrscheinlich häufig müde sein, möglicherweise auch lichtempfindlicher oder leicht reizbar. Auch häufigeres Tränen der Augen ist keine Seltenheit. Diese Beschwerden treten auf, da die Augen durch die Überlastung deutlich empfindlicher werden. Das Auge versucht, über mehr Tränenflüssigkeit verletzliche Bestandteile des Auges zu schützen. Wie jedes andere Körperteil auch, reagieren die Augen auf die ständige Belastung und den Stress. Müssen Sie lange einer sitzenden Tätigkeit nachgehen, merken Sie das schließlich auch an verspannten und schmerzenden Schultern. Damit sich solche Beschwerden gar nicht erst einstellen oder wieder reduzieren, können Sie Ihre Augen trainieren und gezielt entspannen – etwa so, als würden Sie Sport und Massagen für Ihren Rücken nutzen.

Doch nicht nur neuronale Folgen können durch eine Überbelastung der Augen entstehen. Aufgrund der neuronalen Probleme verbreiten sich häufig auch mentale Schwierigkeiten. Wer ständig unter Beschwerden leidet, merkt diese Auswirkungen früher oder später auch in der Psyche. Permanente gesundheitliche Probleme können Stress verursachen. Stress wiederum ist einer der größten Risikofaktoren schwerwiegender Erkrankungen. Insbesondere Herzprobleme werden häufig durch Stress verursacht. Wer schon im kleineren Rahmen größere Sorgen verhindert, kann dadurch langfristig seine Gesundheit auf vielen Ebenen schützen. Auch andere psychische Auswirkungen können durch die neuronalen Probleme entstehen. Dazu zählen beispielsweise Müdigkeit, Antriebslosigkeit und leichte Reizbarkeit. Diese Symptome entstehen bei vielen Menschen verhältnismäßig schnell, wenn die Gesundheit beeinträchtigt ist. Da insbesondere die Augen den ganzen Tag lang benutzt werden, kann diese Beeinträchtigung im Alltag als erheblich empfunden werden und sich dadurch umso mehr negativ auf die Psyche niederschlagen. Mit gesunden Augen lebt es sich auf alle Fälle leichter.

Augentraining lohnt sich also nicht nur, weil die Sehkraft verbessert werden kann. Auch zahlreiche unangenehme Alltagsbeschwerden können mit dieser Art von Training verbessert werden. Gerade die Nebeneffekte wie müde, tränende oder brennende Augen lassen sich in der Regel gut in den Griff bekommen. Das Reduzieren solcher Beschwerden verbessert wiederum die Lebensqualität merklich.

Die Augenmuskulatur & wie man sie trainieren kann

Sie wissen nun bereits, aus welchen Bestandteilen das menschliche Auge besteht und welche Bereiche für klares Sehen besonders wichtig sind. Doch kann Augentraining die Sehkraft wirklich verbessern?

Augen sind wie alle Bestandteile unseres Organismus veränderbar. Manche Auffälligkeiten geschehen schon vor der Geburt, andere entwickeln sich im Laufe des Lebens. Einige Veränderungen entstehen durch genetische Besonderheiten, andere durch Krankheiten oder Verletzungen. Viele Veränderungen jedoch erfolgen über den gesamten Lebensverlauf und basieren vorwiegend auf unserer Lebensweise. Denken Sie einmal an andere Körperteile: Ihre Muskeln beispielsweise verändern sich Ihr ganzes Leben lang. Sie werden entweder stärker, weil sie viel benutzt werden, oder schwächer, weil sie wenig in Gebrauch sind. Muskeln, die wir regelmäßig im Alltag gebrauchen, entwickeln sich ganz automatisch, ohne dass wir aktiv trainieren müssten. Deswegen haben viele Menschen auch mehr Kraft in ihrem rechten Arm – da die Mehrheit (Studienergebnisse schwanken zwischen 70 und 90 Prozent) aus Rechtshändern besteht und dieser Arm daher überwiegend verwendet wird.

Womöglich haben Sie auch schon einmal ausprobiert, Dinge, die Sie normalerweise mit Ihrem rechten Arm machen würden, mit dem linken zu unternehmen. Erinnern Sie sich daran, wie gut das geklappt hat? Die meisten Menschen empfinden diese Bewegungen mit dem „falschen" Arm als sehr merkwürdig und ungeschickt. Selbst automatisierte Prozesse, wie beispielsweise das Zähneputzen, scheinen auf einmal komplizierte Angelegenheiten zu sein. Doch selbstverständlich bedeutet das keineswegs, dass beim Menschen immer ein Arm schwächer sein muss als der andere – oder eine Hand ungeschickter als die andere. Auch dieses Phänomen liegt nur am Training. Würden Sie im Alltag gezielt beide Arme bzw. Hände abwechselnd und gleichermaßen häufig verwenden, würden Sie feststellen, dass auch die andere Hand alle Bewegungen ausführen kann und auch der andere Arm stark sein kann. Dieses Training könnten Sie im Grunde jederzeit anfangen. Je länger Sie sich an bestimmte Prozesse gewöhnt haben, desto schwieriger wird die Umstellung – doch das bedeutet keineswegs, dass Veränderungen nicht mehr möglich sind.

Ein anderes gutes Beispiel ist das menschliche Gehirn: Auch hier zeigt sich, dass regelmäßiges Training sehr wertvoll sein kann. So hat sich gezeigt, dass die Gehirnleistung durch das Einbauen kleiner *Trainingseinheiten* im Alltag nachhaltig verbessert werden kann. Teilweise können dadurch sogar Alterserscheinungen und Demenzrisiko verringert werden. Solche Gehirntrainingseinheiten sind beispielsweise das regelmäßige Lösen von Rätseln oder Sudoku, Kopfrechnen, das Auswendiglernen von Gedichten oder Liedern und ähnliche Aktivitäten. Auch das Abwechseln der Hände im Alltag kann dazu beitragen, da auch diese ungewohnten Handlungen das Gehirn beanspruchen.

Befassen Sie sich mit den menschlichen Sinnen, wird Ihnen auffallen, dass auch hier zahlreiche Veränderungen möglich sind. So können wir beispielsweise unseren Gleichgewichtssinn sehr gut trainieren, obwohl auch dieser im Alter immer mehr nachlässt. Wer jedoch regelmäßig balanciert, hat gute Chancen, das Gleichgewicht zu verbessern. Einige Sportler kennen dieses Phänomen ebenfalls: Wer regelmäßig Yoga oder andere balanceorientierte Sportarten ausübt, wird auch dabei merken, dass das Gleichgewicht merklich verbessert werden kann.

All diese Beispiele sind nur ein kleiner Teil dessen, was in unserem Körper möglich ist. Wie die oben genannten Körperteile sind auch unsere Augen trainierbar und die Leistung somit veränderbar. Insbesondere die Augenmuskulatur ist dabei in den Fokus zu rücken. Da gerade die Muskeln – vor allem der Ziliarmuskel – beim Klarsehen eine wichtige Funktion erfüllen, kann Training sehr viel verändern. Wer Sehschwierigkeiten aufgrund eines für die Augen ungesunden Lebensstils spürt, kann daran gezielt arbeiten. Dabei gelten ähnliche Regeln wie beim Sport: Sie sollten die Augenmuskulatur möglichst regelmäßig und möglichst gleichmäßig trainieren, um die bestmöglichen Ergebnisse zu erzielen. Außerdem sind Entspannungseinheiten wichtig – ähnlich wie das Dehnen und Ruhetage bei einem ausgeglichenen Sportprogramm wichtig sind. Mit diesem Wissen gehen Sie nun an das nächste Kapitel, in dem Ihnen aufgezeigt wird, welche Bestandteile des Auges veränderbar und trainierbar sind.

DAS AUGE: DER KURZE ANATOMIEKURS

Das Auge ist ein entwickeltes, veränderbares Organ. Es lässt sich anpassen und trainieren. In diesem kleinen Anatomiekurs werden Sie lernen, welche Bereiche des Auges für das Augentraining besonders relevant sind oder wieso das Trainieren des Auges so erfolgversprechend ist.

Die Hornhaut

Die Hornhaut kann sich im Laufe des Lebens verändern. Die Gründe dafür können sehr unterschiedlich sein und reichen von genetischen Defekten über Alterserscheinungen bis hin zu Verletzungen und Krankheiten. Eine weit verbreitete Veränderung der Hornhaut ist der bereits erwähnte Astigmatismus – die Hornhautverkrümmung. Dabei tritt ein Ungleichgewicht der Augenmuskulatur auf, sodass die Zugkraft ungleich verteilt ist und die Hornhaut nicht mehr in ihrer ursprünglichen, kreisrunden Form gehalten werden kann. Die Hornhaut krümmt sich und es entsteht eine Form, die eher an einen amerikanischen Football erinnert als an einen kreisrunden Ball. Da die Hornhaut für einen Großteil des Sehens verantwortlich ist, empfinden die Betroffenen diese Veränderung über kurz oder lang als störend. Das Licht wird nicht mehr richtig gebrochen und die Betroffenen nehmen Dopplungen, Verzerrungen oder Schatten wahr. Da diese Sehschwäche jedoch allein von den Augenmuskeln abhängig sein kann, lässt sie sich auch trainieren. Hornhautveränderungen sollten von einem entsprechenden Facharzt untersucht werden – handelt es sich jedoch um ein Muskelproblem, können Sie hier gezielt mit Augentrainingseinheiten entgegenwirken. Die Anspannung der Muskeln kann gelöst und die Zugkraft kann verbessert werden. Hornhautveränderungen können auch in Kombination mit anderen Sehschwächen auftreten. Insbesondere, wenn die Muskeln verantwortlich sind, können andere Sehprobleme folgen. Durch Augentraining lassen sich mehrere Schwächen gleichzeitig behandeln. Wann Sie mit Ihrer Hornhautveränderung zum Arzt gehen sollten und wo Augentraining seine Grenzen erreichen kann, lesen Sie in einem späteren Kapitel.

Die Augenmuskulatur

Dass sich die Augenmuskulatur über unser ganzes Leben lang entwickelt, haben Sie bereits erfahren. Augenmuskeln verhalten sich grundsätzlich nicht anders als alle anderen Muskeln unseres Körpers und können daher ähnlich trainiert werden. Wenn Sie Probleme durch Schwächen in der Muskulatur erhalten, sind die Trainingseinheiten und Entspannungsübungen ideal für Sie. Die Augenmuskulatur sollte jedoch auch trainiert werden, wenn noch keine starken Beschwerden gekommen sind. Auch hier dürfen Sie gerne nochmals an Ihre anderen Muskeln zurückdenken: Sie wissen sicherlich, dass es sich auch lohnt, Beine und Arme zu trainieren, bevor Beschwerden auftreten? Schließlich halten Sie sich so von vornherein fit und können mehr leisten – etwa schwerere Gegenstände heben. Wer seine Augen vor den ersten Beschwerden trainiert, kann sich länger auf sie verlassen und im Alltag über eine bessere Sehstärke verfügen.

Die Netzhaut

Auch der Netzhaut können Sie mit vielen Augenübungen etwas Gutes tun. Insbesondere die Blinzeleinheiten sind dafür wichtig. Blinzeln befeuchtet die Netzhaut mit Tränenflüssigkeit, hält das Auge feucht und spült störende Fremdkörper aus. Dadurch wird eine empfindliche und gereizte Netzhaut geschont. Nicht alle Netzhauterkrankungen können mit Augentraining behandelt werden, doch in einigen Fällen schaffen Sie bereits Abhilfe mit leichten Übungen.

Die Makula

Die Makula, der gelbe Fleck, ist der Bereich des schärfsten Sehens, der Ort mit der höchsten Dichte an Sehzellen und ist daher besonders empfindlich. Wird dieser Punkt beschädigt, droht im schlimmsten Fall sogar eine dauerhafte Erblindung. Während der gesamten Lebenszeit wirkt Licht mit hoher Intensität auf diesen kleinen Bereich ein. Dieses Licht wird durch die Sehzellen verarbeitet und weitergeleitet, damit im Gehirn ein Bild entstehen kann. Bei diesem Prozess entstehen Abfallprodukte, die der Organismus jedoch umgehend beseitigt, um den Sehvorgang nicht zu stören. Diese hohe Arbeitsleistung zeichnet sich im Alter ab. Das Gewebe trägt Spuren davon zurück, die für Alterserscheinungen sorgen. So sammeln sich beispielsweise sogenannte Drusen (Ablagerungen), fettartige Stoffe, an, die während des Abbauprodukts nicht mehr schnell genug beseitigt werden können. Werden die Drusen unter den Sehzellen abgelagert, zerstören sie diese auf Dauer.

Lymphe ist eine wässrige, hellgelbe Flüssigkeit in den sogenannten Lymphgefäßen. Sie bildet das Zwischenglied zwischen der Gewebsflüssigkeit und dem Blutplasma und zählt zu den wichtigsten Transportmitteln im menschlichen Körper. Sie transportiert Nähr- und Abfallstoffe. In den sogenannten Lymphknoten entsorgt sie außerdem Krankheitserreger wie Bakterien. Ein angeregter Lymphfluss ist wichtig für den Organismus, um eine ausreichende Reinigung, Heilung und Nährstoffzufuhr zu gewährleisten.

Auch der empfindliche Bereich des gelben Fleckes kann mit Augentraining unter Umständen positiv beeinflusst werden. Augenübungen unterstützen die Durchblutung im Auge, sodass alle beteiligten Flüssigkeiten wie Blut, Kammerwasser, Tränenflüssigkeit und Lymphe besser fließen können. Gleichzeitig wird das Nervensystem harmonisiert. Dies unterstützt auch die Abläufe auf der Netzhaut und Makula. Führen Sie die Übungen am offenen Fenster durch, erhalten Ihre Augen gleichzeitig einen Sauerstoff-Nachschub.

Die Linse

Viele Sehschwierigkeiten ergeben sich dadurch, dass die Linse sich nicht mehr richtig wölbt. Dies hängt überwiegend mit den Muskeln zusammen. Daher kann Augentraining auch bestens bei Problemen mit der Linse weiterhelfen. Stabilisieren die Muskeln die Linse richtig, funktioniert auch das Sehen besser. Auch die Linse profitiert letztlich von der starken Durchblutung, die durch die Augenübung angeregt wird.

Lichtempfindliche Zellen

Lichtempfindliche Zellen sind für das Sehen unerlässlich. Durch schlechte Lichtverhältnisse können diese Zellen über ein Leben lang stark strapaziert werden. Auch diese Zellen spüren nach einigen Lebensjahren die Anzeichen jahrelanger Anstrengung. Diese Zellen erhalten Ausgleich durch Pausen an der frischen Luft, Arbeiten bei Tageslicht und natürlichen Lichtquellen sowie Entspannungsübungen im Dunkeln. Das hier vorgestellte Augentraining beinhaltet all diese Komponenten und kann daher auch den lichtempfindlichen Zellen etwas Gutes tun.

Sie sehen also: Das Auge verändert sich ganz automatisch – und das unser ganzes Leben lang. Negativen Veränderungen können Sie mit Augentraining entgegenwirken. Das Augentraining unterstützt hierbei positive Veränderungen bestmöglich!

Die Grundpfeiler des Augentrainings

In diesem Kapitel erfahren Sie alles, was Sie über die Grundprinzipien des Augentrainings wissen sollten. Von Routinen über die Wichtigkeit von festen Entscheidungen bis hin zu Entspannungspausen – lesen Sie, worauf es beim erfolgreichen Training ankommt.

Tägliche Übungen & Routinen

Einer der wichtigsten Grundpfeiler des Augentrainings ist die Regelmäßigkeit. Tägliche Übungen können einen enormen Unterschied zwischen den Erfolgsgraden machen. Studien zeigen, dass Routinen in vielen Bereichen einer der wichtigsten Schlüssel zum Erfolg sind. Auch hier kennen Sie die Grundidee sehr wahrscheinlich bereits vom Sport: Wer regelmäßig trainiert und Trainingsroutinen aufstellt, hat zumeist einen größeren Erfolg als diejenigen, die ihren Übungen unregelmäßig nachgehen. Wie Sie Routinen am besten für sich nutzen und warum diese einen dermaßen großen Unterschied machen, lesen Sie in diesem Kapitel.

Routinen für den Erfolg

Routinen sind Fähigkeiten, die wir über einen bestimmten Zeitraum hinweg sehr häufig wiederholt haben und die dadurch nahezu mühelos und automatisiert vollzogen werden. Im Alltag sorgen sie für Struktur, für Ordnung und erleichtern uns den Alltag oft in vielerlei Hinsicht – vor allem, weil sie uns zahlreiche Entscheidungen abnehmen. Denn wer eine Routine hat, muss über viele Dinge nicht mehr lange nachdenken und erledigt wichtige Prozesse automatisiert. Das beginnt schon mit den Mahlzeiten: Die meisten Menschen nehmen zu regelmäßigen Zeiten ihr Frühstück, Mittagessen und Abendbrot ein. Wenn sich eine Mahlzeit doch mal deutlich verschiebt, meldet sich meistens auch der Magen: Unser Organismus ist auf die regelmäßigen Mahlzeiten eingestellt und signalisiert zuverlässig, dass er bereit für den gewohnten Nahrungsnachschub ist. Die meisten Menschen haben außerdem, ohne dass es ihnen bewusst ist, eine Art Morgen- und Abendroutine. Dazu zählen beispielsweise das – zumindest während der Arbeitszeit – regelmäßige Aufstehen mit dem Wecker, das Duschen, das Zähneputzen, das Anziehen und Kaffeekochen – und all das in einer bestimmten Reihenfolge, die oftmals minutiös festgelegt ist. Denken Sie einmal an Ihren ganz persönlichen, typischen Morgen: Wahrscheinlich nehmen Sie eine Reihe von Handlungen ganz automatisiert in der gleichen Reihenfolge vor. Ähnliches geschieht am Abend, bevor wir zu Bett gehen: Auch hier werden Handlungen wie das Zähneputzen, Umziehen und Ähnliches von vielen Menschen nach einem ganz bestimmten Ablauf unternommen.

Routinen schaffen Erleichterung im Alltag. Sie können darüber hinaus einen meditativen Effekt haben. Prozesse wie das Kreieren neuer Routinen und das Erlernen neuer Strukturen können beruhigend sein und sich positiv auf das Stresslevel auswirken. Solche Prozesse dienen außerdem der Selbstoptimierung und können langfristig die Motivation und das Selbstwertgefühl steigern.

Viele erfolgreiche Menschen schwören außerdem auf Routinen im Alltag. So gab Jeff Bezos (US-amerikanischer Unternehmer und Investor sowie Gründer des Onlineversandhändlers Amazon) beispielsweise an, mindestens acht Stunden täglich zu schlafen und Aufräum- bzw. Putzarbeit gerne am Morgen zu erledigen. Solche Rituale schaffen nicht nur Struktur, sondern können außerdem dafür sorgen, dass schwere Aufgaben zur bestmöglichen Tageszeit erledigt werden. Routinen haben den Vorteil, dass Handlungen sicher ausgeführt werden und die Qualität der Handlung durch das ständige Wiederholen steigen kann (sofern es nicht zu einer Abstumpfung kommt). Das Gehirn stellt sich auf solche geordneten Abläufe ein. Es erwartet die kommende Handlung bereits und kann sie daher bestmöglich ausführen. Sprachforscher empfehlen zum Beispiel beim Lernen einer oder mehrerer Fremdsprachen, für jede Übungssprache einen ganz bestimmten Raum zu nutzen. Es hat sich gezeigt, dass sich das Gehirn automatisch auf die jeweilige Sprache einstellt, wenn Sie sich in den ausgesuchten Raum begeben. Dadurch fällt das Lernen deutlich leichter und Spracherfolge werden schneller verzeichnet. Ähnlich geht es uns bei allen anderen Handlungen: Je mehr sich das Gehirn darauf einstellen kann, desto größer sind die Erfolge. Die Einstellung des Gehirns kann so starke Auswirkungen haben, dass beispielsweise ein Drogenkonsum sogar zu einer Überdosis führen kann, nur weil der Konsument die Droge in einem ungewöhnlichen Umfeld zu sich genommen hat. Auch hier stellt sich das Gehirn darauf ein, wodurch der Körper eine höhere Dosis besser verkraften kann als ohne diese Einstellung.

Das letzte Beispiel zeigt ganz deutlich, dass Routinen nicht nur positive Auswirkungen haben können. So hilfreich geregelte Abläufe auch sein können – auch negative Angewohnheiten können zu Routinen werden. Umso wichtiger ist es, im Alltag mehr darauf zu achten, positive Regelmäßigkeiten einzubauen und im Idealfall sogar negative durch positive zu ersetzen. Wäre Ihr Vorsatz beispielsweise, mehr Bewegung in den Alltag zu bringen, könnten Sie sich angewöhnen, vor oder nach dem Abendessen eine halbe Stunde spazieren zu gehen, anstatt wie üblich auf dem Sofa zu sitzen. Auf das Augentraining bezogen, könnten Sie zehn Minuten Smartphone-Zeit mit einer Trainingseinheit ersetzen. Denken Sie darüber nach, zu welchen Zeitpunkten Sie aus Gewohnheit zum Smartphone greifen. Viele Menschen nutzen das Handy zum Beispiel direkt am Morgen, in der Mittagspause oder abends auf dem Sofa. Gewöhnen Sie sich an, zu einem dieser Zeitpunkte als Erstes eine Trainingseinheit durchzuführen, schlagen Sie zwei Fliegen mit einer Klappe: Sie reduzieren die für Ihre Augen ungesunde Bildschirmzeit und haben schon das erste Training eingebaut.

Routinen effektiv in den Alltag integrieren

Grundsätzlich entstehen Routinen aus vier Schritten:

1. Der Auslöser
2. Die Handlung
3. Die Belohnung
4. Die Routine

Eine neue Routine zu etablieren, ist nicht immer leicht – vor allem, wenn sie eine alte Angewohnheit ersetzen soll. Einerseits kostet es Überwindung, die alte Routine loszuwerden – andererseits setzt sich eine neue Routine oft besonders gut durch, wenn Sie in bereits bestehende Routinen aufgenommen wird. Aus diesem Grund sind neue Routinen, wie eine Sporteinheit, Meditationen oder ein kurzer Spaziergang am Morgen, so gut in die Mitte einer bereits bestehenden Morgenroutine einzubauen. Sie schieben einfach eine neue Handlung dazwischen.

Am Anfang einer jeden Routine steht ein Auslöser, häufig auch *Trigger* genannt (aus dem Englischen für „Auslöser"). Bei Ihrer Morgenroutine ist dies beispielsweise das Klingeln des Weckers. Auslöser können jedoch sehr unterschiedlich sein. Als Auslöser einer Handlung wird jedes Geschehen bezeichnet, das eine bestimmte Handlung als Folge auslöst. So ist der Auslöser für das Schauen auf Ihr Smartphone etwa der Nachrichtenton. Doch auch das aufkommende Gefühl von Langeweile könnte der Auslöser für diese Handlung sein, sofern Sie sich bereits daran gewöhnt haben, zum Handy zu greifen, sobald Sie sich langweilen. Viele Menschen werfen morgens direkt einen Blick in ihre Nachrichten oder E-Mails. Hier ist der erste Auslöser das Weckerklingeln, das bei vielen Menschen aus dem Handy kommt: Die Person greift als Folge zum Handy. Diese Handlung wiederum löst die nächste aus: das Anschauen der Nachrichten, da das Handy sowieso schon in der Hand liegt.

Solche Handlungen werden jedoch überwiegend nur langfristig durchgeführt, wenn am Ende der Handlung eine Belohnung wartet. Diese Belohnung kann beispielsweise der Kaffee nach dem Aufstehen sein. Am Smartphone mag es das kurzzeitige Vergnügen der Messenger- und Social-Media-Dienste sein. Die meisten Menschen werden nicht jedes Mal wirklich starke Freude empfinden, wenn sie sich in den sozialen Medien Videos ansehen. Aber die Tatsache, dass das eine oder andere erheiternde Video dabei sein könnte, reicht oft schon aus. Wir erinnern uns bewusst oder unbewusst an die vergangenen Momente und wiederholen die Handlung. Wurde die Handlung dann häufig genug wiederholt, wird sie zur Routine und wir wiederholen sie weiter, ohne darüber nachzudenken. Wie lange es dauert, bis sich eine Routine einstellt, ist nicht ganz klar. Einige Forscher behaupten, dass bereits eine Woche ausreicht, um sich an ein Verhalten merklich zu gewöhnen, andere sprechen von 30 Tagen, zwei bis drei Monaten oder gar 100 Tagen. Klar ist jedoch, dass Sie eine Handlung ziemlich häufig wiederholen müssen, bis sich eine solche Routine einstellt.

Ihr Augentraining können Sie ausgesprochen leicht zu einer Routine werden lassen – schließlich brauchen Sie für einige Übungen nur wenige Minuten. Denken Sie an einen typischen Morgen. An welcher Stelle können Sie eine Trainingseinheit am besten einbauen? Möglicherweise können Sie vor oder während der ersten Tasse Kaffee ein paar Minuten aufbringen? Oder in der Mittagspause? Sie werden sicherlich mehrere Momente am Tag finden, die sich hierfür eignen. Denken Sie daran, dass es besonders einfach wird, wenn Sie die Übung in eine bereits bestehende Routine einbauen. Wenn Sie dann noch gleichzeitig eine schlechte Angewohnheit – wie etwa das übermäßige Nutzen des Smartphones – durch die Übung ersetzen oder zumindest reduzieren können, haben Sie den größtmöglichen Erfolg!

Konsequente Entscheidung für verbesserte Sehkraft

Um Erfolg mit dem Augentraining zu erhalten, müssen Sie sich auch konsequent für die Verbesserung der Sehkraft entscheiden. Wie bereits erwähnt: Eine neue Routine zu etablieren, ist nicht immer ganz einfach. Daher müssen Sie bereit sein, konsequent zu bleiben. Ausreden für das Überspringen einer Handlung zu finden, auf die Sie nicht viel Lust haben, ist nur allzu einfach. Nehmen Sie sich daher fest vor, Ihr Training durchzuziehen, und halten Sie sich daran.

Vielen Menschen hilft es, sich einen festen Plan zu erstellen. Schreiben Sie sich auf, wann Sie die Trainingseinheiten durchführen möchten. Gerne können Sie dazu schreiben, welche Übung Sie im Einzelnen zu welchem Zeitpunkt durchführen möchten. Je konkreter Ihr Plan ist, desto einfacher wird es für Sie, sich an ihn zu halten. Schließlich müssen Sie keine Zeit mehr für weitere Entscheidungen aufbringen.

Erinnern Sie sich immer wieder daran, wofür Sie das Augentraining durchführen. Vor allem sollten Sie dabei stets an konkrete Details denken. Natürlich wissen Sie, dass Sie das Training zum Wohle Ihrer Gesundheit durchführen möchten. Doch konkrete Details steigern die Motivation um ein Vielfaches im Vergleich zu vagen Vorstellungen. Wenn Sie dieses Buch in der Hand halten, haben Sie sehr wahrscheinlich ein konkretes Anliegen: Stört es Sie, dass Sie im Alltag entfernte Schriften kaum noch lesen können? Tränen oder brennen Ihre Augen regelmäßig? Welche Beschwerden Sie auch immer haben: Erinnern Sie sich stets daran, dass Sie genau diese Beschwerden reduzieren bzw. auflösen möchten. Das wird Ihnen einen Motivationsschub geben, wenn Sie ihn brauchen. Noch besser funktioniert dieses Gedankenspiel, wenn Sie an ganz spezifische Situationen denken können, in denen Ihnen Ihre verbesserte Sehkraft zunutze kommen soll. Vielleicht möchten Sie in der Lage sein, die Menütafel in Ihrem Lieblingscafé von Ihrem Platz aus zu lesen? Oder stellen Sie sich vor, wie Sie nach einem langen Bürotag ohne gestresste und schmerzende Augen nach Hause kommen. Stellen Sie sich vor, wie Sie an einem langen Arbeitstag ohne Augentropfen auskommen oder wie Sie Straßennamen schon aus der Ferne sehen. Was immer es ist: Konkrete Situationen helfen Ihnen, sich daran zu erinnern, wofür Sie die Übungen regelmäßig durchführen möchten. Schreiben Sie auch solche Details auf und lesen Sie Ihre Notizen durch, wenn Sie einen starken Motivationsverlust verspüren.

Glauben Sie an sich!

So simpel sich dieser Tipp womöglich auch anhört, so effektiv ist er auch: Glauben Sie an sich und daran, dass Sie Ihre Sehkraft verbessern können. Geben Sie nicht auf, wenn Sie zwischendurch Motivationsverluste verspüren. Dass Motivation nicht an jedem Tag gleich groß sein wird, ist völlig normal. Nahezu jeder Mensch kennt das Phänomen von einem neuen Vorsatz. Glauben Sie daran, dass Sie Ihr Ziel erreichen können – das steigert die Motivation enorm.

Der Spruch „Der Glaube kann Berge versetzen" beinhaltet wahre Worte. Studien zeigen, dass sich der feste Glaube oder die feste Überzeugung tatsächlich positiv auf das Ergebnis auswirken kann. Möglicherweise liegt es daran, dass eine starke Überzeugung einen Menschen eher dazu bewegt, sich an regelmäßiges Trainieren, gute Vorsätze und andere Handlungen zu halten, die sich positiv auf das Ergebnis auswirken. Einige Studien zeigen auch, dass sich positive Affirmationen – also aufgesagte Glaubenssätze – ebenfalls positiv auf das Ergebnis auswirken können. Wer sich regelmäßig gute, überzeugende Motivationssätze aufsagt, scheint mehr Erfolg mit seinen Vorsätzen zu haben. Das Gehirn scheint diese Glaubenssätze aufzunehmen – die Umsetzung wird begünstigt. Der Hintergrund dessen ist hier zweitrangig. Wichtig ist für Sie vor allem, dass Sie den Glauben an sich nicht verlieren. Sagen Sie sich jeden Tag, dass Sie es schaffen können, und lassen Sie nicht zu, dass Sie die Motivation verlieren, wenn Sie nicht sofort Verbesserungen bemerken. Denken Sie daran, dass Sie keine großen Sprünge über Nacht erwarten können. Es wird ein wenig Zeit benötigen – doch es wird sich lohnen.

Das Wechselspiel von Fokus & Entspannung

Letztlich ist auch das Wechselspiel von Fokus und Entspannung ein wichtiger Punkt für ein erfolgreiches Augentraining. Ob sogenanntes Augenyoga, reine Entspannungseinheiten oder andere Trainingseinheiten – wichtig ist stets ein Wechsel zwischen beiden Richtungen. Wenn Sie nur Trainingseinheiten einbauen, die dem Fokus gelten, strengen Sie Ihre Augen weiter an. Da diese bereits im Alltag überlastet sind, werden die Trainingseinheiten womöglich kaum Auswirkungen haben oder den Augen noch weniger Möglichkeit für Entspannungspausen bieten. Sorgen Sie daher regelmäßig für Pausen und für Abwechslung.

Reine Entspannungsübungen sind jedoch auch nicht der bestmögliche Weg – denn dann lernen Ihre Augen nicht, den Fokus wieder umzulegen und einen Ausgleich zum stundenlangen Sehen in der Nähe zu schaffen. Sowohl das Fokussieren als auch das Entspannen sind daher wichtige Übungseinheiten.

Halten Sie sich an diese Grundpfeiler, um bestmögliche Ergebnisse aus dem Trainingsprogramm zu erzielen. Nun haben Sie reichlich theoretisches Wissen gesammelt und können sich im nächsten Kapitel endlich der Praxis widmen!

Das Augentraining-Manual

Nun dürfen Sie sich auf die Praxis freuen. Hier finden Sie für jeden Bereich mehrere Übungen – ausführlich dargelegt und einfach zum Nachmachen. Also laden wir Sie ein, sich einen Augenblick Zeit zu nehmen und mitzumachen! Ein wichtiger Hinweis vorab: Falls Sie im Alltag bereits eine Brille oder Kontaktlinsen tragen, sollten Sie diese vor den Übungen ab- bzw. herausnehmen. Das gilt vor allem für alle Übungen, die keine Entspannungsübungen sind.

ENTSPANNUNGSÜBUNGEN

In diesem Kapitel erhalten Sie zehn Entspannungsübungen für Ihre Augen. Mit diesen Einheiten werden Sie Ihren Augen eine wohlverdiente Pause im stressigen Alltag gönnen. Führen Sie die Entspannungsübungen regelmäßig durch – gerne mehrfach am Tag. So erhalten Ihre Augen auch an stressigen Tagen viel Ausgleich und tanken neue Kraft. Insbesondere Symptome wie Brennen, Müdigkeit in den Augen und Kopfschmerzen sind dadurch langfristig merklich reduzierbar. Diese Übungen können Sie als Ausgleich zur permanenten Anspannung zu regelmäßigen Zeiten einbauen – als eine Art Routine. Sie dürfen die Entspannungseinheiten jedoch auch zu jedem beliebigen Zeitpunkt ausprobieren, wenn Sie merken, dass Ihre Augen schmerzen oder müde werden. Viele der Übungen verhelfen sofort zur Erleichterung und beruhigen gestresste Augen.

1. Palmieren

Eine besonders einfache Übung, um die Augen zu entspannen, ist das sogenannte Palmieren. Der Begriff kommt aus dem Englischen: Das englische Wort für Handfläche lautet *palm.* Diese Übung ist auch im Bereich des sogenannten Augenyogas sehr beliebt. Beim Augenyoga geht es um Yoga-Übungen für die Augenmuskulatur.

Beim Palmieren reiben Sie einfach Ihre Hände gegeneinander, bis sie warm werden. Anschließend schließen Sie die Augen und legen die warmen Handflächen behutsam darauf. Lassen Sie die Hände für mindestens 15 Sekunden auf den geschlossenen Augen liegen. Wenn Sie möchten, können Sie die Zeit auch ein wenig verlängern. Einige Menschen lassen ihre Hände sogar mindestens eine volle Minute auf den Augen liegen. Hören Sie einfach darauf, was sich für Ihren Körper gut anfühlt. Die Dunkelheit und gleichzeitige Wärme sorgen dafür, dass sich die Augen beruhigen – etwa so, als würden Sie schlafen gehen. Nehmen Sie die Handflächen langsam von den Augen und lassen Sie die Augen anschließend noch weitere zehn Sekunden geschlossen. Wenn Sie die Augen anschließend wieder öffnen, werden Sie eine deutliche Entspannung verspüren. Sie können diese Übung mehrmals am Tag wiederholen. Nehmen Sie sich einfach eine Minute Zeit für diese Entspannungsübung, sobald Sie bemerken, dass Ihre Augen müde werden oder zu brennen beginnen.

2. Schläfenmassage

Eine Massage für die Schläfen ist eine wirkungsvolle Entspannungsmethode für die gesamten Augen. Massieren Sie dabei sanft mit Zeigefinger und Mittelfinger über die Schläfen. Üben Sie sanfte Kreisbewegungen aus und bewegen Sie die Finger von innen nach außen. Sie können beide Augen gleichzeitig massieren oder eines nach dem anderen. Führen Sie die Massage für drei bis fünf Minuten durch. Die Massage wird Ihre Augen und die Gesichtsmuskulatur entspannen. Sie ist auch eine angenehme Hilfe bei Kopfschmerzen.

3. Öfter Blinzeln

Der durchschnittliche Erwachsene blinzelt etwa alle vier bis sechs Sekunden – insgesamt bis zu 15-mal pro Minute. Dieser Reflex wird automatisch ausgelöst, um die Augen zu befeuchten und zu reinigen. Sie kennen das sicher: Eine Windböe wirbelt Staub auf, eine Fliege kommt beim Fahrradfahren entgegengeflogen oder ein Haar flattert vor Ihren Augen hin und her – sofort schließen Sie instinktiv die Augen. Dieser Lidreflex schützt die Augen vor Fremdkörpern und damit auch vor Verletzungen. Doch Blinzeln schützt Ihre Augen nicht nur vor Verletzungen. Mit jedem Lidschlag wird auch der Tränenfilm neu und gleichmäßig über Ihre Augenoberfläche verteilt. Tränenflüssigkeit versorgt das Auge mit wichtigen Nährstoffen wie Glucose, Vitaminen und Sauerstoff. Auch das antibakteriell wirkende Protein Lysozym befindet sich in der Flüssigkeit. Gleichzeitig reinigt der Tränenfilm die Augen und spült mit der Flüssigkeit auch mögliche Fremdkörper heraus. Daher tränen Ihre Augen auch sofort, wenn Ihnen doch mal eine Wimper oder ein Staubkorn ins Auge fliegt.

Der Lidschlag ist die schnellste Bewegung unseres Körpers und wahrscheinlich eine der wichtigsten. Gesteuert wird der Reflex durch Ihren Augenringmuskel. Allerdings kann es bei bestimmten Aktivitäten dazu kommen, dass das Blinzeln reduziert wird. Wer lange Zeit am Bildschirm arbeitet, hat häufig das Problem, dass der Körper das Blinzeln reduziert. Wenn Sie lange konzentriert am Bildschirm sitzen, reduziert Ihr Körper die Bewegung automatisch. Dies gilt nicht nur für die Arbeit – auch Gamer oder Serienliebhaber kennen das Phänomen. Der Lidschlag kann sich dabei sogar auf fünf bis sieben Schläge in der Minute reduzieren – also auf etwa die Hälfte des üblichen Durchschnitts.

Aus diesen Gründen ist eine Art Blinzelübung häufig eine willkommene Abwechslung für die Augen. Diese Entspannungsübung ist sehr einfach: Blinzeln Sie einfach für einen Moment bewusst zehn- bis zwanzigmal hintereinander. Achten Sie dabei darauf, die Augen während des Blinzelns schnell, aber vollständig zu schließen. Wiederholen Sie diesen Vorgang während eines langen Arbeitstages mehrfach. Sie können das Blinzeln auch zwischendurch vor dem Fernseher oder bei dem Videospiel einbauen, um Ihren Augen ein wenig Erholung zu geben.

4. Eine Minute schnell blinzeln

Eine Abwandlung der oben genannten Blinzelübung ist die 1-Minute-Blinzel-Übung. Dabei blinzeln Sie einfach eine Minute lang möglichst schnell und häufig hintereinander. Der reinigende und entspannende Effekt tritt dabei in ähnlicher Weise ein wie bei den kürzeren Blinzeleinheiten. Die längere Blinzeleinheit kann sich anfangs recht ungewohnt anfühlen, wird Ihren Augen jedoch guttun. Je häufiger Sie dies trainieren, desto mehr werden Sie sich daran gewöhnen.

5. In die Ferne schauen

Ähnlich wie das Blinzeln ist auch das In-die-Ferne-Sehen eine willkommene Abwechslung für Ihre Augen. Denken Sie einfach daran, regelmäßig Pausen einzulegen, in denen Sie bewusst in die Ferne sehen. Wenn Sie einen langen Arbeitstag haben, schauen Sie sich zunächst insbesondere Objekte in der Nähe an, danach lassen Sie Ihren Blick im Raum schweifen. Dabei spielt es eine zweitrangige Rolle, ob Sie vor allem am Bildschirm oder mit Papieren arbeiten. Während der Bildschirmarbeit kann das künstliche (insbesondere blaue) Licht Ihre Augen zusätzlich reizen. Allerdings ist auch das lange Arbeiten mit Papierakten oder anderen nahe liegenden Objekten nicht ideal für Ihre Augen. Um den Ziliarmuskel zu entspannen, sollten Sie dabei bewusst zwischendurch einen Blick in die Ferne werfen.

Wo genau Sie Ihren Blick hinlenken, ist nicht wichtig. Sie sollten allerdings darauf achten, dass Sie sich Objekte aussuchen, die mindestens 40 Meter entfernt sind, idealerweise noch weiter. Lassen Sie Ihren Blick doch einfach für einen Moment aus dem Fenster schweifen und beobachten Sie, was draußen geschieht. Sie müssen sich dabei übrigens nicht auf ein einzelnes Objekt in der Ferne konzentrieren. Den Blick über die Landschaft schweifen zu lassen, ist ebenfalls eine herrliche Entspannungsübung. Legen Sie eine solche Pause ein, wenn Sie merken, dass Ihre Augen zu schmerzen beginnen oder müde werden. Noch effektiver ist diese Pause, wenn Sie für einen kurzen Spaziergang ins Freie gehen. Auch dabei können Sie den Blick leicht in die Ferne schweifen lassen. Gleichzeitig bewegen Sie Ihre restlichen Muskeln und erhalten reichlich frische Luft. Augen, Kopf und Rücken werden es Ihnen danken!

6. Sonnenbad für die Augen

Sonne tanken tut dem Organismus gut. Sie laden Ihre Vitamin-D-Speicher auf, erwärmen Ihre Haut und genießen frische Luft. Auch Ihre Augen können von der Sonne profitieren. Ein einfaches Sonnenbad kann die Augen aufgrund der Wärme beruhigen und für Entspannung sorgen. Schließen Sie dafür einfach die Augen und richten Sie Ihr Gesicht für 30 Sekunden bis eine Minute in die Sonne. Die Wärme wird dann für den Rest sorgen! Bewegen Sie den Kopf dabei sanft hin und her, damit das Licht nicht nur auf eine Stelle trifft.

Achten Sie darauf, den Blick nicht mit geöffneten Augen in die Sonne zu richten. Das Sonnenlicht kann den Augen schaden. Schließen Sie daher die Augen zuerst und richten Sie den Blick erst danach der Sonne entgegen. Wenn Sie trotz geschlossener Augen das Gefühl haben, dass das Licht unangenehm ist, richten Sie den Blick leicht zur Seite. Sie müssen die Augen nicht direkt in die Sonne halten, um ihnen Wärme zu geben. Außerdem sollten Sie stets auf Ihren Körper hören und dafür sorgen, dass Ihnen die Übungen guttun. Wenn sich etwas unangenehm anfühlt, dürfen Sie die Übung gerne abbrechen.

7. Augen schließen

Kaum etwas versorgt die Augen so schnell mit Entspannung wie das Augenschließen. Außerdem ist kaum eine Übung so einfach wie diese! Wenn Sie gestresst oder müde werden, schließen Sie einfach die Augen und atmen Sie tief durch. Die Dunkelheit beruhigt die Augen sofort und verhilft Ihnen zu einer Erholungspause. Legen Sie eine kurze Pause ein, wann immer Sie die ersten Symptome langer Arbeit spüren – etwa müde, brennende, schmerzende oder tränende Augen.

8. Augenkreisen

Lassen Sie die Augen ein paar Minuten lang locker kreisen. Bewegen Sie die Augäpfel dabei einfach, als würden Sie über einen törichten Gedanken die Augen verdrehen. Wiederholen Sie das Kreisen mehrfach. Besonders gut ist die Übung, wenn Sie die Augäpfel in Form einer liegenden Acht kreisen lassen. Diese Übung lockert die Muskulatur und entspannt die Augen. Nutzen Sie einfach Ihre Mittagspause für eine kurze Augenübung, um mit neuen Energien weiterarbeiten zu können.

9. Weites Öffnen der Augen

Auch das weite Öffnen der Augen kann eine Entspannungsübung sein. Öffnen Sie die Augen einfach ganz weit und lassen Sie Ihren Blick mit aufgerissenen Augen in die Ferne schweifen. Halten Sie den Blick kurz und lassen Sie dann wieder locker. Fokussieren Sie den Blick gerne weiter auf die Ferne, aber lassen Sie das Lid entspannt. Wiederholen Sie die aufgerissenen Augen noch ein- oder zweimal und lassen Sie den Blick zwischendurch weiter schweifen. Am Ende lassen Sie den Blick etwas länger entspannt in der Ferne hängen, bevor Sie sich wieder den Alltagsarbeiten zuwenden. Das weite Öffnen der Augen mit dem Blick in die Ferne ist gleichzeitig eine Entspannungs- und Trainingseinheit. Das Schweifenlassen des Blickes in der Ferne entspannt, das weite Aufreißen und Konzentrieren des Blickes trainiert die Einstellungsfähigkeit der Augen.

10. Herzhaftes Gähnen

Auch wenn diese Übung auf den ersten Blick nicht viel mit den Augen zu tun haben scheint – Gähnen hilft. Herzhaftes Gähnen versorgt den Körper mit neuem Sauerstoff und entspannt die Gesichtsmuskeln. Auch die Augen profitieren von diesem zusätzlichen Sauerstoffschub und der Entspannung. Während des Gähnens entspannt auch die Augenmuskulatur. Da viele Menschen gleichzeitig die Augen schließen, wird Ihren Augen auch die kurze Dunkelheitspause guttun. Müdigkeit löst Gähnen häufig automatisch aus, aber Sie dürfen es zur Entspannung gerne zwischendurch provozieren.

Akkommodation verbessern

Mit den folgenden neun Übungen und Tipps verbessern Sie Ihre grundlegende Akkommodationsfähigkeit. Wie weiter oben bereits beschrieben, geht es hierbei um die dynamische Anpassung der Brechkraft der Augen. Üben Sie sich im Nah-Fern-Wechsel und stellen Sie für sich fest, in welchen Zeitabständen Sie den Wechsel idealerweise durchführen sollten. Genau wie die Entspannungsübungen können Sie auch die folgenden Übungen einfach in den Arbeitspausen einbauen. Die nachfolgenden Akkommodationstrainingseinheiten eignen sich jedoch auch bestens als Bestandteil einer Morgenroutine. Probieren Sie aus, was für Sie funktioniert, und versuchen Sie, eine Regelmäßigkeit zu entwickeln.

1. Nah-Fern-Wechsel

Der Nah-Fern-Wechsel ist eine der einfachsten Übungen für die Akkommodation. Befolgen Sie dafür die folgenden Schritte:

1. Stellen Sie sich nah an ein Fenster und suchen Sie sich zwei Punkte aus: einen in der Nähe – beispielsweise Ihren angehobenen Arm – und einen in der Ferne – beispielsweise ein grasendes Tier oder eine Pflanze.
2. Konzentrieren Sie sich nun auf einen der beiden Punkte und halten Sie den Blick möglichst so lange, bis Sie das Objekt scharf wahrnehmen.
3. Wechseln Sie dann zu dem anderen Punkt und konzentrieren Sie sich erneut, bis Sie scharf sehen.

Haben Sie bereits starke Schwierigkeiten, in der Ferne scharf zu sehen, sollten Sie dennoch versuchen, den Blick auf das Objekt in der Ferne zu konzentrieren. Strengen Sie sich an und halten Sie den Blick für einen langen Moment. Halten Sie den Blick auch in der Nähe länger, auch wenn Sie den Gegenstand sehr schnell scharf sehen. Die Konzentration auf den nahen Gegenstand sollte ungefähr so lange gehen wie die Konzentration auf den weit entfernten Gegenstand. Diese Übung trainiert den Blick in die Ferne und den Wechsel zwischen Distanz und Nähe.

2. Der Entfernungswechsel

Der Entfernungswechsel ist eine ganz ähnliche Übung. Allerdings lenken Sie dabei den Blick nicht nur zwischen Nähe und Distanz hin und her, sondern wechseln zwischen ganz verschiedenen Entfernungen. Gehen Sie dabei wie folgt vor:

1. Stellen Sie sich vor ein Bücherregal oder eine Wand und fixieren Sie ein Wort. Das kann beispielsweise der Titel eines Buches sein oder eine Notiz an einer Pinnwand. Stellen Sie sich so weit von dem Wort entfernt, dass Sie es gerade noch erkennen können. Markieren Sie diese Stelle, um später wieder dorthin zurückzukommen (beispielsweise mit einem Bleistift oder indem Sie ein Buch danebenlegen).
2. Gehen Sie nun einen Schritt auf Ihr Wort zu und halten Sie dabei den Blick. Das Wort sollte in Ihrem Fokus bleiben.
3. Gehen Sie anschließend zwei Schritte zurück – Sie stehen nun einen Schritt hinter Ihrer Markierung. Fokussieren Sie den Blick weiterhin auf Ihr Wort und warten Sie, bis das Wort weitestgehend klar lesbar oder zumindest erkennbar ist.
4. Wiederholen Sie den Vorgang: Gehen Sie abermals einen Schritt nach vorne – Sie stehen jetzt wieder auf der Markierung – und zwei zurück.
5. Wiederholen Sie den Vorgang noch mindestens zweimal und versuchen Sie jedes Mal, das Wort so gut es geht zu fokussieren.

Mit diesem Entfernungswechsel trainieren Sie die Akkommodation ganz gezielt und in verschiedenen Distanzen.

3. Die 20-20-Regel

Die 20-20-Regel ist eine grundlegende Pausenregel für jeden, der viel Zeit am Bildschirm verbringt. Dieser Grundregel zufolge sollten Sie alle 20 Minuten eine kurze 20-Sekunden-Pause einlegen und den Blick in die Ferne schweifen lassen. Schauen Sie aus dem Fenster und beobachten Sie das Treiben auf der Straße oder sehen Sie sich in Ihren Büroräumen um (sofern diese groß genug sind). Führen Sie eine derartige Pause regelmäßig durch, wird es Ihnen helfen, die Augen zwischendurch zu entspannen und die Akkommodation zu trainieren. Das kann der Verschlimmerung von Kurzsichtigkeit stark entgegenwirken.

4. Akkommodieren mit den Händen

Mit Hilfe Ihrer Hände können Sie an jedem beliebigen Ort eine leichte Akkommodationsübung durchführen. Befolgen Sie einfach die folgenden Schritte:

1. Stellen Sie sich gerade hin oder setzen Sie sich senkrecht auf. Strecken Sie beide Arme etwa eine halbe Armlänge gerade vor Ihren Körper aus.
2. Stellen Sie die Hände senkrecht nach oben auf. Die Hände sollten zu Beginn der Übung dicht aneinander liegen (Gebetshaltung).
3. Schauen Sie nun zuerst auf die Handrücken. Bewegen Sie die Hände anschließend langsam in beide Richtungen auseinander. Versuchen Sie dabei, die Handflächen so lange wie möglich im Blick zu behalten. Wenn sich das noch sehr einfach anfühlt, können Sie die Hände gleichzeitig auch weiter weg vom Körper bewegen.
4. Sobald Sie die Hände aus den Augen verlieren, führen Sie sie wieder langsam zusammen.
5. Wiederholen Sie diese Übung ein paar Male hintereinander.

Mit dieser leichten Übung trainieren Sie die Augenmuskeln und damit die Akkommodation sowie gleichzeitig das periphere Sehen.

5. Akkommodationsübung mit Fingern und Nase

Decken Sie ein Auge mit der hohlen Hand ab. Formen Sie sozusagen eine Schale um das Auge. Lassen Sie das Auge unter der Schale offen. Achten Sie darauf, den Blick weich und den Kiefer entspannt zu halten. Strecken Sie einen Arm aus und stellen Sie den Daumen auf. Er sollte etwa 25 Zentimeter von den Augen entfernt und etwa auf Augenhöhe stehen. Befolgen Sie dann die folgenden Schritte:

1. Schauen Sie nun zuerst auf Ihre Nasenspitze. Verweilen Sie mit dem Blick für circa drei bis vier Sekunden auf der Nasenspitze. Versuchen Sie, zumindest in diesen Sekunden nicht zu blinzeln. Nach den vier Sekunden dürfen Sie blinzeln.
2. Richten Sie nun Ihren Blick auf den Daumen, der weiterhin in Entfernung auf Augenhöhe ruht. Verweilen Sie mit dem Blick auch dort für etwa drei bis vier Sekunden. Dann dürfen Sie leicht blinzeln, um die Augen nicht zu überanstrengen.
3. Richten Sie nun den Blick auf einen beliebigen Gegenstand in der Ferne. Der Gegenstand sollte in etwa auf einer Linie mit dem Daumen liegen. Verweilen Sie mit dem Blick auch hier für etwa drei bis vier Sekunden. Erlauben Sie Ihren Augen erneut, leicht zu blinzeln.

4. Schauen Sie nun wieder auf Ihren Daumen und lassen Sie den Blick abermals für drei bis vier Sekunden ruhen, bevor Sie sich das Blinzeln erlauben.

5. Im letzten Schritt bringen Sie den Blick wieder zur Nasenspitze zurück und lassen den Blick für drei bis vier Sekunden ruhen. Blinzeln Sie leicht und wiederholen Sie den Ablauf.

Die Übung sollte in etwa fünf- bis siebenmal wiederholt werden. Führen Sie die Übung dann mit dem anderen Auge durch, ebenfalls fünf- bis siebenmal. Danach benötigen Ihre Augen wahrscheinlich eine ordentliche Entspannungspause. Legen Sie ruhig eine der oben genannten Entspannungsübungen ein, vorzugsweise das Palmieren.

6. Akkommodation mit einem Finger

Für diese Akkommodationsübung brauchen Sie nur einen Finger. Strecken Sie den Arm vor sich aus und halten Sie den Zeigefinger senkrecht. Konzentrieren Sie nun den Blick auf Ihren Fingernagel und halten Sie ihn ein paar Sekunden. Führen Sie den Finger anschließend langsam näher ans Gesicht, bis er etwa zehn Zentimeter vor Ihren Augen steht. Dann strecken Sie den Finger wieder langsam von sich. Während des ganzen Vorgangs sollte Ihr Blick weiter auf dem Fingernagel ruhen.

Wiederholen Sie diese Übung für etwa zwei Minuten lang immer wieder. Das stärkt die Augenmuskeln. Diese Akkommodationsübung können Sie gerne mehrfach am Tag ausführen.

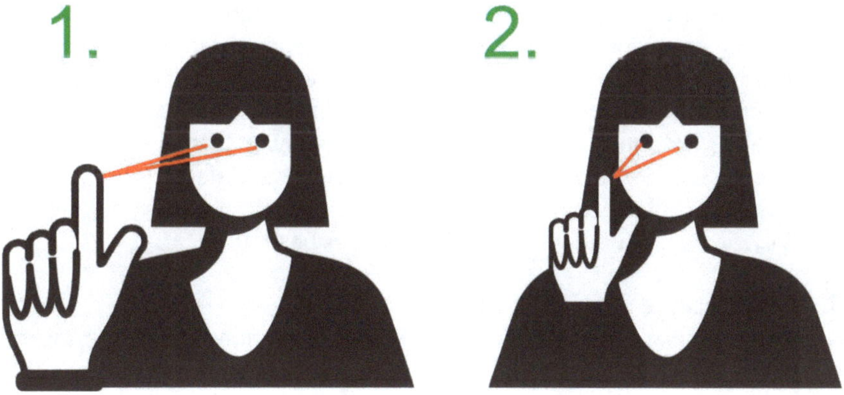

7. Die Schärfeverlagerung

Bei dieser Übung wird insbesondere die Akkommodation, aber auch die allgemeine Wahrnehmung gestärkt. Sie benötigen abermals nur Ihren Zeigefinger. Halten Sie diesen mit etwa 20 Zentimeter Abstand vor Ihre Augen. Fokussieren Sie den Blick auf Ihren Finger und halten Sie ihn kurz. Legen Sie danach Ihren Fokus auf den Hintergrund und halten Sie ihn kurz. Wechseln Sie dann wieder zurück und mehrere Male hin und her. Verändern Sie den Fokus ohne Pausen, aber nicht zu schnell. Es sollte ein gleichmäßiges, aber sanftes Wechseln zwischen Finger und Hintergrund sein. Am besten funktioniert diese Übung, wenn Kurzsichtige mit dem Blick auf den Finger und Weitsichtige mit dem Blick auf den Hintergrund beginnen.

8. Das Tor

Das Tor ist eine Art Fusionsübung aus anderen Akkommodationsübungen. Gleichzeitig wird das beidseitige Sehen trainiert. Halten Sie dazu Ihren linken Zeigefinger in etwa 15 Zentimeter Entfernung waagerecht vor Ihr Gesicht. Heben Sie nun den rechten Zeigefinger und halten Sie ihn in etwa 30 Zentimeter Entfernung (ebenfalls waagerecht) vor Ihr Gesicht. Fokussieren Sie nun den Blick auf den vorderen Finger und wechseln Sie nach einem kurzen Moment auf den hinteren Finger. Lassen Sie den Blick einen weiteren Moment ruhen und wechseln Sie den Blick wieder zum vorderen Finger. Wiederholen Sie diesen Vorgang mehrere Male.Als Abwandlung können Sie ein kleines Gedankenspiel einbauen: Richten Sie auch dafür zunächst den Blick auf den vorderen Finger. Versuchen Sie nun, gedanklich den hinteren Finger zu fokussieren – ohne den Fokus tatsächlich zu verändern. Ihre Augen sollten weiterhin auf dem vorderen Finger ruhen. Wenn Sie den hinteren Finger in Gedanken fokussieren, erscheint er doppelt. Wechseln Sie dann zu dem hinteren Finger und konzentrieren Sie sich gedanklich auf den vorderen, ohne den Blick zu verändern. Diese Gedanken-Augen-Kombinationsübung erfordert ein wenig Übung und wird Ihnen möglicherweise anfangs etwas merkwürdig vorkommen. Versuchen Sie, sich während des Fokussierens einfach daran zu erinnern, dass im Hintergrund ein anderer Finger zu sehen ist als der, auf den Sie den Blick richten. Mit ein wenig Übung klappt es bestimmt!

9. Eine Massage für die Stirn

Auch eine Massage für die Stirn bewirkt wahre Wunder. Die Stirnmassage entspannt die Muskulatur und hilft auch bei Kopfschmerzen und Müdigkeit. Legen Sie dafür einfach beide Mittelfinger auf die Mitte der Stirn und führen Sie kreisförmige Bewegungen durch. Wandern Sie mit den Fingern langsam von der Mitte zu den Seiten. Massieren Sie weiter, vorbei an den Schläfen bis zu den Ohren. Führen Sie die Massage auch an den Ohren durch, bis hin zu den Ohrläppchen. Nutzen Sie ein hochwertiges, nicht zu stark duftendes Massageöl, um die Massage noch zu unterstützen.

Peripheres Sehen

Peripheres Sehen ist die bewusste oder unbewusste Wahrnehmung von Objekten oder Landschaften in den Bereichen des Gesichtsfeldes, die abseits der zentralen Stellen auf der Netzhaut abgebildet werden. In einfachen Worten: Alles, was Sie nicht im Blickzentrum sehen, aber am Rande wahrnehmen können, gehört zu Ihrem peripheren Blickfeld. Umgangssprachlich wird häufig auch davon gesprochen, etwas „im Augenwinkel" zu sehen.

Beim peripheren oder indirekten Sehen wird de facto an den Objekten vorbeigesehen, während der Blick normalerweise beim direkten Sehen gezielt auf das gewünschte Objekt gerichtet wird. Peripheres Sehen hat weniger Sehschärfe als direktes Sehen. Dadurch werden dem Gehirn optisch leicht verzerrte Seheindrücke geliefert. Insbesondere klares Lesen ist im peripheren Blickfeld nicht möglich. Dennoch ist das periphere Sehen sehr effizient und wichtig für die Wahrnehmung von Bewegungen. Die Stäbchen auf der Netzhautperipherie sind besonders für Hell-Dunkel-Unterschiede empfindlich. Dadurch ist das periphere Sehen auch bei äußerst geringer Helligkeit von Nutzen. Dieses Sichtfeld kann in der Dämmerung wie auch in der Nacht nützlich sein. Allerdings ist die Empfindlichkeit für Farben deutlich niedriger. Um Signale wahrzunehmen, müssen diese in auffälligen oder kontrastreichen Farben dargestellt werden. Dies ist einer der Gründe, warum Verkehrssignale oder andere wichtige Signale in kontrastreichen Farbkombinationen dargestellt werden. Das periphere Sehen deckt etwa 99,9 % des Gesichtsfeldes ab und ist damit für einen Großteil der alltäglichen Wahrnehmungen verantwortlich.

Mit den folgenden sieben Übungen trainieren Sie das periphere Sehen ganz gezielt. Führen Sie diese Trainingseinheiten regelmäßig aus, um das indirekte Sehen zu stärken und damit Ihre Wahrnehmung und somit auch gleichzeitig Ihr Bewusstsein zu schärfen.

1. Schielen

Für diese Übung benötigen Sie eine Grafik oder ein beliebiges einfaches Bild. Legen Sie das Bild vor sich hin oder halten Sie es in den Händen. Schauen Sie sich das Bild an und beginnen Sie, leicht zu schielen. Schielen Sie so lange auf das Bild, bis Sie es zweimal zu sehen scheinen. Die Bilder scheinen sich zu überlappen. Verändern Sie nun die Entfernung zum Bild, ohne das Schielen zu beenden. Bewegen Sie dabei einfach das Bild ein wenig von sich weg und holen Sie es nach einem kurzen Augenblick langsam wieder näher zu sich ran. Gönnen Sie sich einen Augenblick Pause, blinzeln Sie leicht oder schließen Sie die Augen für einen kurzen Moment. Wiederholen Sie die Übung danach noch ein- bis zweimal.

2. Sehen in Stereo

Das Sehen in Stereo ist eine Abwandlung der Schielen-Übung. Hierbei nutzen Sie die folgende Grafik anstelle eines beliebigen Bildes. Auf dieser Grafik ist das gleiche Bild zweimal nebeneinander abgedruckt. Nutzen Sie dieses doppelte Bild und führen Sie die Schielen-Übung durch. Nun sollten Sie die Abbildung dreimal sehen können. Halten Sie den Blick für etwa 15 Sekunden und gönnen Sie Ihren Augen eine Pause, bevor Sie die Übung wiederholen.

Alternative: Schauen Sie wie bei der vorangegangenen Übung auch so lange auf das Bild, bis Sie es dreimal sehen. Bewegen Sie das Bild dann sanft von sich, um die Entfernung zu verändern. Holen Sie es näher an sich heran und machen Sie eine kurze Pause, bevor Sie die Übung wiederholen.

3. Daumenfokussierung

Für die Daumenfokussierung benötigen Sie nur Ihre Hände. Halten Sie einen Daumen etwa 30 bis 40 Zentimeter von Ihrem Kopf entfernt und fokussieren Sie ihn mit dem Blick. Beginnen Sie anschließend, langsam durch den Raum zu laufen. Lassen Sie den Fokus dabei weiter auf Ihrem Daumen ruhen. Versuchen Sie, die Gegenstände zu zählen, die Ihr Blickfeld streift, während Sie weiter langsam durch die Gegend laufen. Da Sie den Blick gezielt auf Ihrem Daumen belassen, bleibt Ihnen nichts anderes übrig, als die Gegenstände zu zählen, die in Ihrem peripheren Blickfeld erscheinen.

Laufen Sie auf die Art für mindestens eine Minute herum. Gerne können Sie den Raum wechseln oder draußen in der Natur laufen. Achten Sie darauf, keine potenziell gefährlichen Räume zu wählen. Diese Übung sollten Sie keinesfalls im Straßenverkehr durchführen. Am besten praktizieren Sie diese Übung das erste Mal in einer vertrauten Umgebung. Da diese Übung nur im Gehen durchgeführt werden kann, eignet sie sich weniger gut für das Büro. Daher eine Empfehlung: Bauen Sie diese Übung in Ihre Morgenroutine ein (beispielsweise auf dem Weg zum Badezimmer).

4. Augenklappenübung

Für diese Übung benötigen Sie eine Augenklappe. Viele Menschen haben, häufig ohne es zu wissen, ein dominantes Auge, das mehr leistet als das andere. Einige Menschen gleichen mit dem dominanten Auge unbewusst eine Sehschwäche des schwächeren Auges aus. Daher bemerken viele Menschen die Sehschwäche auf einem Auge im Alltag nicht so schnell. Diese Übung eignet sich nicht nur für die Verbesserung des peripheren Sehens, sondern auch für die Unterstützung des schwächeren Auges.

Wenn Sie bereits einen Sehtest gemacht haben, eine Brille tragen oder Ihnen im Alltag vermehrt Schwierigkeiten mit einem Auge auffallen, dann wissen Sie bereits, welches Auge Ihr dominantes Auge ist. Falls Sie keinen Unterschied bemerkt haben, führen Sie die Übung einfach abwechselnd mit beiden Augen durch.

Besorgen oder basteln Sie sich eine Augenklappe. Diese legen Sie auf das dominante Auge. Lassen Sie die Klappe zu Beginn für einige Minuten auf dem Auge. Wenn Sie in dieser Einheit mehr Übung haben, können Sie den Zeitraum gern verlängern. Gehen Sie nun ein wenig durch Ihr Zuhause oder die Natur oder führen Sie leichte Alltagshandlungen aus, die Sie sonst auch erledigen würden. Anfangs sollten Sie auch bei dieser Übung vorwiegend Orte aufsuchen, die Ihnen bereits sehr vertraut sind. Sobald Sie mehr Übung haben, können Sie die Übung auch an unbekannten Orten durchführen. Durch das Abdecken des dominanten Auges wird Ihr schwächeres Auge dazu gezwungen, mehr zu leisten. Es wird gezielt trainiert und muss insbesondere versuchen, auch die peripheren Sichtfelder des anderen Auges abzudecken. Das periphere Sehen wird bei dieser Übung ganz gezielt trainiert, da das jetzt sehende Auge nun dazu angehalten ist, so viel wie möglich aus der Umwelt einzufangen.

5. Peripheres Sehen im Video

Wenn Sie sich ein Video anschauen, wird Ihnen auffallen, dass Sie insbesondere das wahrnehmen, was im Mittelpunkt des Videos zu sehen ist. Hintergrundaufnahmen werden oft nebensächlich. Wahrscheinlich erinnern Sie sich nach dem Video nicht mehr genau daran, was im Hintergrund zu sehen war, welche Farben verwendet wurden oder welche Einrichtungsgegenstände im gezeigten Haus vorhanden waren – obwohl Sie den Hintergrund theoretisch die ganze Zeit im Blick hatten. Da sich das Hintergrundgeschehen überwiegend in ihrem peripheren Sichtfeld abspielte, sind die Bilder nur verschwommen. Vieles haben Sie gar nicht bewusst wahrgenommen.

Für diese Übung nutzen Sie ein kurzes Video oder einen Filmabschnitt und achten auf alles, was sich in Ihrem peripheren Blickfeld abspielt. Lassen Sie den Fokus weiterhin auf dem Hauptgeschehen – beispielsweise den Charakteren oder Sprechern im Vordergrund. Versuchen Sie, ähnlich wie bei der Daumenfokussierung, gleichzeitig zu zählen, welche Gegenstände im Hintergrund zu sehen sind, welche Farben Sie erkennen oder welche Muster an den Wänden verwendet werden. Schauen Sie sich auf diese Art einen Abschnitt für wenigstens eine bis drei Minuten lang an.

6. Abwechselndes Sehen

Eine Übung, die sowohl das periphere Sehen als auch das Akkommodieren trainiert, ist die folgende: Decken Sie ein Auge mit einer Hand ab. Bewegen Sie nun die andere Hand langsam vor dem noch offenen Auge hin und her. Folgen Sie der Bewegung mit dem Blick. Fangen Sie mit sanften und kleinen Bewegungen an und werden Sie immer größer. Bewegen Sie die Hand so weit wie möglich nach links und rechts und versuchen Sie, ihr mit dem offenen Auge zu folgen, so gut es geht. Denken Sie daran, die Hand auch von vorne nach hinten und in alle Richtungen zu bewegen, um auch die Akkommodation zu stärken.

7. Der dritte Daumen

Diese Übung trainiert das periphere Sehen und Akkommodieren gleichzeitig. Halten Sie dabei beide Daumen senkrecht nach oben vor Ihr Gesicht. Die Daumen sollten etwa zwei Zentimeter Abstand zueinander haben. Positionieren Sie die Daumen mit etwa einer Armlänge Abstand vor Ihrem Gesicht. Der Zwei-Zentimeter-Abstand zwischen den Daumen sollte beibehalten werden.

Richten Sie den Blick nun auf beide Daumen, dann legen Sie Ihren Fokus auf einen hinter den Daumen liegenden Punkt, beispielsweise ein Bild an der Wand. Der Punkt sollte mindestens 20 oder 30 Zentimeter von Ihren Daumen entfernt liegen. Springen Sie mit dem Blick dann wieder zurück auf die Daumen. Wechseln Sie auf diese Art ein paar Male hin und her. Nach kurzer Zeit sehen Sie einen dritten Daumen – aber bitte erschrecken Sie nicht: Dies ist vollkommen normal. Wechseln Sie noch ein paar Male hin und her und achten Sie auf das Auftauchen und Verschwinden des dritten Daumens.

8. Der Zahnstocher-Trick

Eine einfache Übung für das periphere Sehen ist diese Zahnstocher-Übung. Bauen Sie sich dafür ein kleines Set auf. Sie benötigen die folgenden Gegenstände:

1. ein Objekt zum Fokussieren
2. einen Becher oder ein Glas
3. einen Strohhalm
4. einen Zahnstocher

Legen Sie nun das Objekt, auf das Sie sich fokussieren möchten, vor sich hin. Es kann sich dabei um ein beliebiges Objekt handeln, solange Sie in der Lage sind, sich darauf zu konzentrieren. Nutzen Sie beispielsweise einen Bleistift, eine Lesebrille, eine Gabel, eine Wasserflasche oder einen Kaffeebecher. Platzieren Sie nun einen Becher oder ein Glas in der Nähe dieses Objekts. Der Becher oder das Glas sollte so platziert werden, dass Sie das Gefäß gerade noch im Augenwinkel sehen können, wenn Sie Ihren Blick auf Ihr Fokusobjekt legen. Legen Sie anschließend einen Strohhalm in das Gefäß.

Nun kommt der Zahnstocher zum Einsatz. Nehmen Sie den Zahnstocher in die Hand und fokussieren Sie sich mit dem Blick weiterhin auf Ihr Objekt. Versuchen Sie, während Sie den Blick auf das Objekt gerichtet halten, den Zahnstocher in den Strohhalm zu bringen. Mit dieser Übung trainieren Sie das periphere Sehen auf einer Seite. Wiederholen Sie die Übung nach einer kurzen Pause auf der anderen Seite.

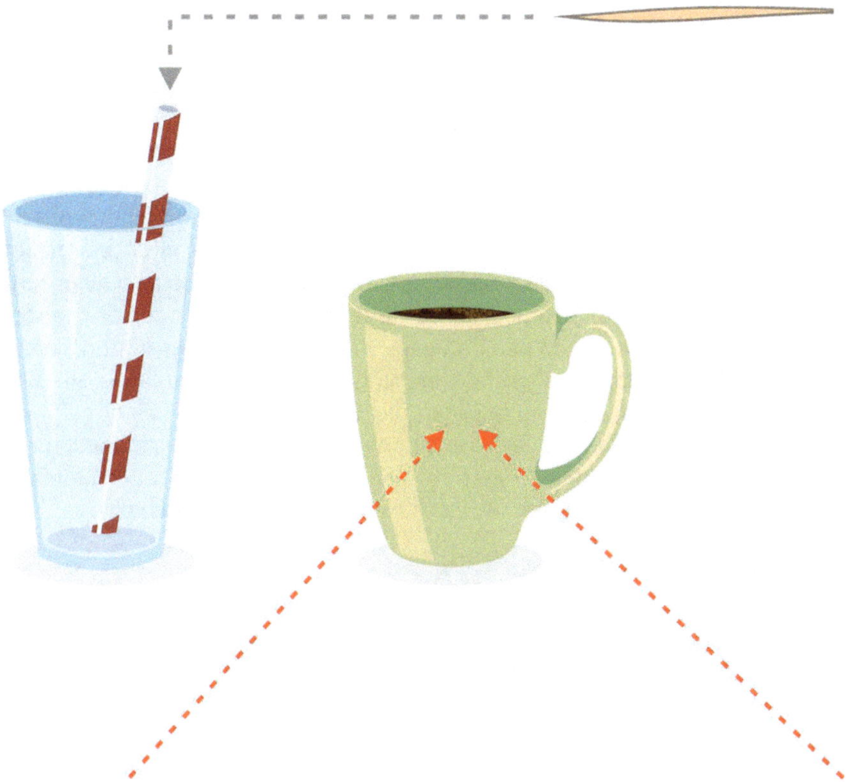

9. Anhalten und die Welt bewusst wahrnehmen

Diese Übung ist besonders gut für unterwegs geeignet. Halten Sie einfach einen Moment inne und richten Sie den Blick gerade nach vorne. Fokussieren Sie einen beliebigen Punkt vor sich – etwa einen Baum, ein Straßenschild oder ein Haus. Halten Sie den Fokus auf diesem Gegenstand und versuchen Sie, sich darauf zu konzentrieren, was Sie im peripheren Blickwinkel wahrnehmen können. Was sehen Sie? Wer geht oder fährt an Ihnen vorbei? Welche Bewegungen und Farben nehmen Sie wahr? Sie sollten bei dieser Übung stets sicherstellen, dass Sie sicher stehen. Bleiben Sie also nicht mitten auf einer belebten Straße oder zu nahe an einem Fahrradweg stehen. Stellen Sie sich an den Rand des Gehwegs, an eine Wand oder führen Sie die Übung im Wald durch. Im Grunde eignet sich jeder Ort, solange Sie sich vorher vergewissern, dass Sie anderen nicht im Weg oder an einer gefährlichen Ecke stehen. Sie können die Übung beispielsweise auch einbauen, wenn Sie im Büro auf den Fahrstuhl warten. Richten Sie den Blick einfach auf den Fahrstuhl und schauen Sie, was seitlich von Ihnen geschieht.

10. Ball-zu-Wand

Das periphere Sehen ist im Sport besonders wichtig. Umgekehrt eignen sich auch viele Sporteinheiten gut für das Training des peripheren Sehens. Für diese leichte Übung benötigen Sie einen Ball – beispielsweise einen Tennisball. Auch andere Bälle sind möglich, doch sie sollten in etwa die Größe eines Tennisballs haben und gut springen.

Suchen Sie sich nun eine Stelle an einer freien Wand und richten Sie den Blick auf diese. Die Stelle sollte knapp über der Augenhöhe liegen. Werfen Sie anschließend den Ball mit der linken Hand gegen die Wand und versuchen Sie, ihn mit der rechten zu fangen. Sie sollten den Ball nicht auf die Stelle an der Wand werfen, die Sie fokussieren. Davon abgesehen können Sie jedoch einen beliebigen Punkt auswählen. Denken Sie daran: Der Ball soll nach Möglichkeit von der rechten Hand zu fangen sein. Haben Sie den Ball gefangen, werfen Sie ihn mit der rechten Hand zurück und versuchen, ihn mit der linken Hand zu fangen. Da Sie weiterhin den anderen Punkt an der Wand fokussieren, können Sie mit dieser Übung das periphere Sehen trainieren. Anfangs werden Sie den Ball sicherlich einige Male fallen lassen, doch keine Sorge: Übung macht den Meister.

Augenbeweglichkeit

Im folgenden Abschnitt erhalten Sie eine Reihe von Übungen, die der Augenbeweglichkeit dienen. Damit trainieren Sie insbesondere Ihre Muskeln und ermöglichen mehr Flexibilität in den Augen.

1. Pfaden folgen

Mit dieser Übung trainieren Sie Ihre Augen abwechselnd. Sie benötigen nur eine Grafik mit Farblinien oder ähnlichen Pfaden. Eine passende Grafik finden Sie unten. Mehr Grafiken dieser Art erhalten Sie außerdem im Bonusteil dieses Buches. Richten Sie den Blick für diese Übung zunächst auf die Grafik. Verdecken Sie anschließend ein Auge mit der Hand. Folgen Sie nun mit dem Blick des anderen Auges – ohne den Kopf dabei zu bewegen – den Linien. Folgen Sie allen Linien nacheinander von links nach rechts. Wenn Sie dies mit allen Pfaden wiederholt haben, schließen Sie das Auge und nehmen die Hand vom anderen Auge. Verdecken Sie nun das Auge, mit dem Sie die Übung bereits durchgeführt haben, und wiederholen Sie das Folgen der Pfade mit dem anderen Auge. Falls Sie die Übung unterwegs durchführen möchten und keine passende Grafik zur Hand haben, können Sie auch eine einfache Grafik zu Papier bringen. Zeichnen Sie dafür einfach ein paar Linien auf ein Blatt Papier, denen Sie mit dem Blick folgen können.

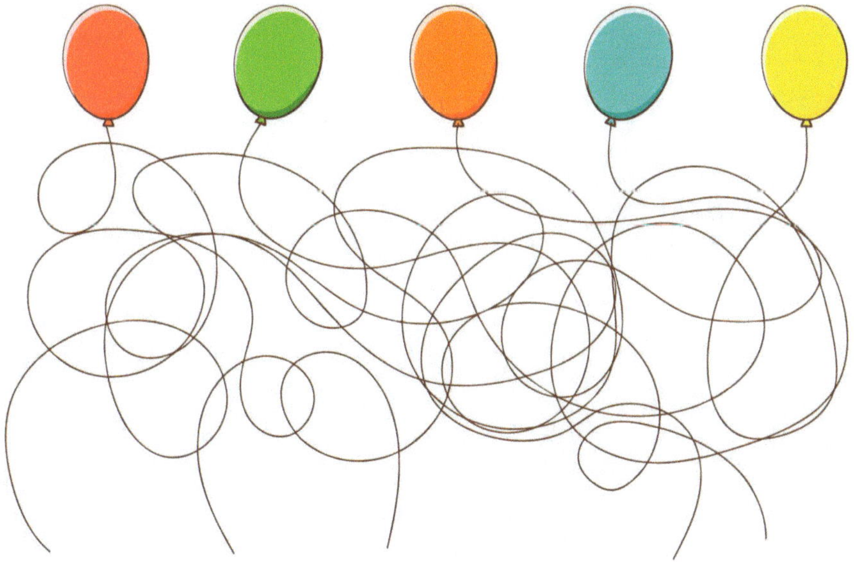

2. Uhrzeit verfolgen

Eine andere praktische Übung ist das Verfolgen der Uhrzeit. Dafür benötigen Sie nicht mal eine richtige Uhr – Ihre Vorstellungskraft reicht dafür völlig aus. Die Übung funktioniert wie folgt:

Schließen Sie Ihre Augen und stellen Sie sich eine Uhr vor. Bringen Sie die geschlossenen Augen gedanklich zur Mitte der Uhr und bewegen Sie sie von dort aus gedanklich zur Ziffer Eins und wieder zur Mitte zurück. Bewegen Sie die Augen anschließend zur Zwei und wieder zurück zur Mitte. Wiederholen Sie dies mit allen Ziffern, bis Sie die Uhr einmal durchlaufen haben. Diese Übung trainiert die Beweglichkeit der geschlossenen Augen und kann jederzeit und an jedem Ort durchgeführt werden.

3. Achten malen

Diese Übung ist besonders einfach und funktioniert vollkommen ohne Equipment und an jedem Ort. Malen Sie mit den Augen einfach eine Acht in die Luft. Beginnen Sie an einem beliebigen Punkt und lassen Sie die Augen mehrfach in Form einer Acht kreisen. Wenn Sie die Übung ein wenig ausweiten wollen, kreisen Sie nach ein paar Wiederholungen in die entgegengesetzte Richtung. Wiederholen Sie diese Übung mehrfach am Tag, um die Augen in Ihrer Beweglichkeit zu unterstützen.

4. Drehende Kreise

Für diese Übung benötigen Sie eine Grafik mit Kreisen. Legen Sie diese Grafik vor sich hin und wandern Sie mit den Augen so lange über die Grafik, bis sich die Kreise scheinbar zu drehen beginnen. Behalten Sie die Augenbewegung bei, bis etwa eine Minute vergangen ist. Gönnen Sie Ihren Augen und Ihrem Kopf danach eine kurze Pause. Wiederholen Sie die Übung gerne ein zweites Mal. Haben Sie sich irgendwann mehr an die drehenden Bewegungen gewöhnt, dürfen Sie die Übung gerne zwei Minuten lang durchführen, bevor Sie eine Pause einlegen.

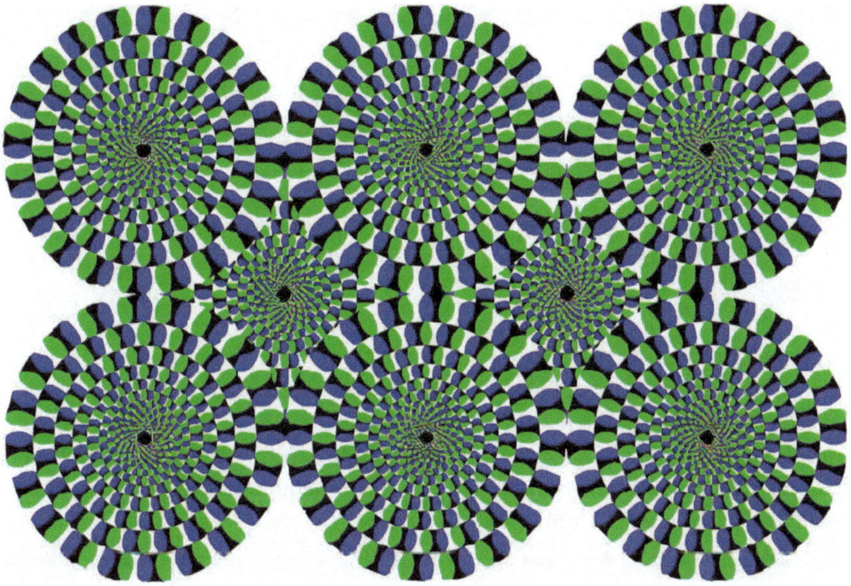

5. In alle Richtungen sehen

Diese Übung ist eine der besten, um das Auge darauf zu trainieren, sich in alle Richtungen bewegen zu können. Befolgen Sie dafür diese Schritte:

1. Bewegen Sie beide Augen nach oben links. Gehen Sie dabei so weit in die linke obere Ecke Ihres Auges, wie Sie können. Halten Sie die Position dort für etwa 15 Sekunden.
2. Bewegen Sie nun beide Augen weiter nach unten links und halten Sie die Position ebenfalls für 15 Sekunden.
3. Anschließend wandern Sie mit den Augen zur anderen Seite und beginnen dort in der oberen rechten Ecke. Abermals halten Sie die Position für 15 Sekunden.
4. Letztmalig geht es nach unten rechts – wieder für 15 Sekunden.
5. Gönnen Sie Ihren Augen eine kurze Blinzeleinheit und wiederholen Sie diese Übung noch ein- bis zweimal.

Diese Übung bewegt Ihre Augen in alle Richtungen und zwingt sie dazu, sich von allen Seiten anzustrengen. Dadurch werden die Muskeln gleichmäßig von allen Seiten trainiert.

6. Augenschwingen

Das Augenschwingen trainiert die äußeren Augenmuskeln. Dies ist eine besonders gute Übung für jeden, der lange Zeit am Bildschirm verbracht hat. Dabei werden die äußeren Muskeln kaum bewegt, schließlich bleibt der Blick geradeaus auf den Bildschirm gerichtet. Bauen Sie diese Übung doch einfach nach getaner Arbeit mit ein.

1. Strecken Sie Ihren Arm entspannt nach vorne aus und schwingen Sie ihn in einem Halbkreis von rechts nach links und wieder zurück.
2. Halten Sie den Kopf ruhig, während Sie den Arm weiter sacht schwingen. Folgen Sie mit den Augen der schwingenden Hand, ohne den Kopf dabei zu bewegen.
3. Schwingen Sie die Hand für etwa eine Minute und folgen Sie während der gesamten Zeit mit den Augen der Bewegung.
4. Machen Sie eine kurze Pause, wechseln Sie den Arm und wiederholen Sie die Übung für eine weitere Minute.

Wenn Sie diese Übung am Ende Ihres Arbeitstages einbauen, dürfen Sie zum Ausgleich der Anstrengung des gesamten Tages gerne ein paar Entspannungsübungen für Ihre Augen einlegen.

7. Die liegende Acht mit geschlossenen Augen

Schließen Sie Ihre Augen und stellen Sie sich eine liegende Acht vor. Malen Sie mit geschlossenen Augen diese liegende Acht nach. Fahren Sie etwa 20- bis 25-mal hintereinander um die gesamte Form herum. Diese Übung stärkt Ihre Augenmuskulatur und kann einer einseitigen Überbelastung vorbeugen, da die Augen bei der liegenden Acht in alle Richtungen bewegt werden.

8. Bewegende Augäpfel

Auch diese Übung wird mit geschlossenen Augen durchgeführt und Sie bewegen die Augäpfel unter den geschlossenen Lidern sanft von oben nach unten und wieder zurück. Versuchen Sie, eine möglichst senkrecht verlaufende Bewegung durchzuführen. Wechseln Sie nach ein paar Wiederholungen in die Waagerechte und bewegen Sie die Augäpfel von links nach rechts. Anschließend bewegen Sie die Augäpfel in der Diagonalen von links oben nach rechts unten und danach von rechts oben nach links unten. Wiederholen Sie jeden Seitenwechsel mindestens fünf- bis zehnmal. Gönnen Sie Ihren Augen am Ende eine kurze Pause und wiederholen Sie den gesamten Vorgang. Diese Übung sorgt dafür, dass die Augen in alle Richtungen arbeiten müssen, und beugt einer einseitigen Überlastung vor. Bauen Sie die Übung gerne in Ihren Arbeitsalltag ein. Sie benötigen kein Equipment und können sie sehr gut in Ihrer Mittagspause durchführen.

9. Senkrechten ziehen

Um die Augen in ihrer Beweglichkeit zu unterstützen, ist auch das Ziehen von Senkrechten ein gutes Training. Spannen Sie die Augenmuskeln dafür leicht an und schauen Sie von der Mitte aus gerade nach oben. Bewegen Sie die Augen so hoch wie Sie können, ohne den Kopf zu bewegen. Halten Sie den Blick für zwei Sekunden oben und führen Sie die Augen wieder senkrecht nach unten. Halten Sie den Blick unten ebenfalls für zwei Sekunden. Bewegen Sie den Blick auf die Art etwa zehn- bis zwölfmal hin und her.

Eine Abwandlung dieser Übung ist das Ziehen von Waagerechten. Die Übung führen Sie genauso durch wie das Ziehen von Senkrechten. Beginnen Sie auch dabei auf mittlerer Höhe und bewegen Sie die Augen von links nach rechts und wieder zurück. Halten Sie gerne auch den Blick auf jeder Seite eine bis zwei Sekunden, bevor Sie wieder zur anderen wechseln. Wiederholen Sie den Vorgang zehn- bis zwölfmal.

Für ein intensiveres Training führen Sie beide Übungen nacheinander durch: Beginnen Sie mit dem Ziehen von Senkrechten und führen Sie danach die Übung in der Waagerechten aus.

10. Augenübung mit Lochbrille und Rasterbrille

Sogenannte Lochbrillen und Rasterbrillen werden gerne zur Lockerung der Augenmuskulatur eingesetzt. Wenn Sie durch eine solche Brille sehen, schauen Sie durch unterschiedliche Kreise und Quadrate. Dadurch können die Augen entspannen. Wenn Sie lange auf einen Text oder Bildschirm sehen, nehmen kaum spürbare Mikrobewegungen des Auges ab, was zu einer Schwere der Augäpfel führt. Das liegt vor allem daran, dass die Augen so konzentriert auf ein Objekt blicken. Wenn Sie hingegen durch Loch- oder Rasterbrillen schauen, werden die Mikrobewegungen wieder angeregt. Durch die zahlreichen Löcher bewegen sich die Augen automatisch wieder mehr. Besorgen Sie sich eine solche Brille, um Ihr Augentraining zu unterstützen. Zu Beginn sollten Sie die Brille etwa drei Minuten lang am Stück tragen. Wenn Sie mehr Übung haben, dürfen Sie die Brille gerne etwas länger aufsetzen. Lassen Sie den Blick beim Tragen gemütlich umherschweifen. Entspannen Sie ganz bewusst, gehen Sie gerne auch ein Stück spazieren. Sie dürfen diese Brillen mehrfach am Tag aufsetzen, sollten jedoch nicht übertreiben. Zwei- bis dreimal am Tag ist ideal, wenn das Tragen sich für Sie gut anfühlt, können Sie es bis zu fünfmal am Tag ausweiten.

Allgemeine Wahrnehmung verbessern

Mit den folgenden Übungen können Sie Ihre allgemeine Wahrnehmungsfähigkeit verbessern. Sie erhalten Übungen für den Nah-Fern-Wechsel, für den allgemeinen Entfernungswechsel und für das Einlegen von Pausen für angestrengte Augen. Da die Übungen überwiegend nur wenige Minuten benötigen und in nahezu jeder Situation umsetzbar sind, werden Sie viele Gelegenheiten für den Einbau dieser Trainingseinheiten finden. Nutzen Sie den Weg zur Arbeit, die Mittagspause, den kurzen Blick aus dem Fenster – und trainieren Sie Ihre Sehkraft im Alltag!

1. Augenmassage

Die Augenmassage ist eine einfache Übung, um die Augen leicht zu stimulieren und Ihnen eine kurze Pause zwischen den anstrengenden Arbeitsstunden zu ermöglichen. Klopfen Sie dafür mit zwei Fingern kreisförmig um Ihre Augen herum. Bleiben Sie sanft, aber üben Sie ruhig leichten Druck aus, wenn sich das für Sie gut anfühlt. Die Massage sollte nicht schmerzen, aber angenehm spürbar sein. Das Klopfen regt den Tränenfluss und die Durchblutung an.

2. Fensterkreuze anvisieren

Für diese Übung benötigen Sie ein Fenster mit Kreuz. Wenn Sie keines in der Nähe haben, eignet sich auch ein Fensterrahmen. Befolgen Sie für diese Übung die nachfolgenden Schritte:

1. Stellen Sie sich aufrecht vor das Fenster und richten Sie den Blick auf das Kreuz oder den Rahmen. Sie sollten so weit vom Fenster entfernt stehen, dass Sie ungefähr das gesamte Kreuz oder den gesamten Rahmen im Blick haben können.
2. Sehen Sie nun auf das Fensterkreuz oder den Rahmen und halten Sie den Blick einen Moment lang.
3. Blicken Sie im Anschluss wieder aus dem Fenster heraus und lassen Sie ihn in die Ferne schweifen. Sie müssen für diese Übung keinen bestimmten Gegenstand fixieren. Lassen Sie den Blick einfach in die Ferne schweifen.
4. Schauen Sie nun wieder zum Fensterkreuz oder -rahmen. Lassen Sie den Blick abwechselnd im Sekundenrhythmus in die Ferne und zurück zum Fensterkreuz springen. Versuchen Sie, trotz der kurzen Zeit für die Umstellung möglichst scharf zu sehen.
5. Wiederholen Sie den Wechsel etwa zehnmal hintereinander.

3. Augen-Yoga als ganzheitliches Training – Ernährungstipps

Augen-Yoga verfolgt wie allgemeines Yoga auch ein ganzheitliches Training. Neben einzelnen Bewegungsübungen vereint Augen-Yoga auch Konzentrationsübungen, Gedächtnistraining, Imagination und Ernährungstipps miteinander. Dadurch sollen die Augen ganzheitlich mit allen guten Dingen versorgt werden, die sie benötigen. Zum Thema Ernährung liegt der Fokus auf der Zufuhr bestimmter Vitamine und Fettsäuren. Achten Sie insbesondere darauf, reichlich Omega-3-Fettsäuren sowie die Vitamine A und E zuzuführen. Omega-3-Fettsäuren finden Sie vor allem in Fischarten wie Hering, Thunfisch, Sprotte und Lachs. Unter den gesunden pflanzlichen Fetten sind insbesondere Chiasamen, Leinöl, Hanföl und Walnussöl gute Lieferanten. Leinsamen und Fisch sind ebenfalls gute Vitamin-E-Lieferanten. Daneben erhalten Sie dieses Vitamin auch über den Verzehr von Nüssen, Süßkartoffeln, Paprika, schwarzen Johannisbeeren und Avocados. Der Vitamin-A-Gehalt ist besonders in der Leber sehr hoch. Die Vorstufe von Vitamin A, das Betacarotin, ist außerdem in zahlreichen Obst- und Gemüsesorten vorhanden, insbesondere in grünen Bohnen, Spinat, Karotten, Tomaten und anderen Sorten, die durch ihre auffällige Färbung glänzen. Außerdem kann grünes Blattgemüse sehr nützlich sein. Dieses enthält neben zahlreichen Vitaminen die Farbstoffe Zeaxanthin und Lutein, welche zusätzlich die Makula stärken.

4. Übung für die Tiefenstärke

Begeben Sie sich für diese Übung am besten ins Freie, vor ein Fenster oder in einen großen Raum. Formen Sie beide Hände zu einem Fernglas und halten Sie sie vor die Augen. Versuchen Sie nun, durch Ihren imaginären Feldstecher einen Gegenstand in der Ferne zu fixieren, als hätten Sie ein echtes Fernglas in der Hand. Halten Sie den Blick auf einem Gegenstand möglichst so lange, bis dieser scharf wird. Lassen Sie den Blick auf diese Weise noch einen Moment durch den Raum schweifen und gönnen Sie Ihren Augen anschließend eine kurze Pause. Wiederholen Sie den Vorgang mit einem anderen Gegenstand noch bis zu dreimal.

5. Luftmalen

Für diese Übung benötigen Sie nichts weiter als Ihren Finger. Malen Sie mit Ihrem Zeigefinger in etwa 15 bis 20 Zentimeter Entfernung Zahlen oder Buchstaben vor Ihrem Gesicht in die Luft und folgen Sie mit dem Auge jeder Ihrer Bewegungen. Werden Sie nach und nach immer schneller mit der Bewegung und versuchen Sie, mit dem Auge so gut es geht zu folgen. Wenn Ihnen die Übung mit Buchstaben und Ziffern zu einfach erscheint, können Sie auch komplexere Figuren in die Luft malen. Versuchen Sie, die Übung für zwei bis drei Minuten durchzuführen. Werden Sie dabei so schnell wie möglich, ohne dass Sie den Blick verlieren. Sie sollten Ihrer Fingerbewegung am Ende gerade noch so folgen können.

Wenn Sie möchten, können Sie diese Übung mit einem Partner durchführen, der für Sie in die Luft zeichnet. Das hat den Vorteil, dass Ihr Gehirn nicht weiß, welche Formen in die Luft gemalt werden. Daher kann es sich nicht darauf einstellen und das Folgen des Blickes wird durch diese Übung anspruchsvoller. Probieren Sie es aus und wechseln Sie sich mit Ihrem Partner ab!

6. Ein erfrischendes Augenbad

Das Augenbad erfrischt und entspannt zugleich. Am besten wenden Sie es vor dem Schlafengehen an, um Ihre Augen auf eine gute Nachtruhe vorzubereiten. Geben Sie einfach vorsichtig mit Ihren Händen mehrere Male kaltes Wasser auf Ihre geschlossenen Augen. Das erfrischt und belebt sie wieder. Wiederholen Sie den Vorgang anschließend mit wärmerem Wasser, um die Augen zu entspannen. Die Wärme sorgt mit der gleichzeitigen Dunkelheit durch die geschlossenen Augen für optimale Erholung vor dem Schlafengehen.

7. Augenakupressur

Akupressur ist ein Heilverfahren aus der Traditionellen Chinesischen Medizin (TCM) und der Japanischen Medizin. Dabei sollen körpereigene Energien und Heilkräfte durch das Ausüben leichten Druckes bestimmter Punkte am Körper erweckt und verstärkt werden. Akupressurpunkte gibt es am ganzen Körper und auch im Augen- und Nasenbereich. Eine Akupressurmassage gehört zu den etwas anspruchsvolleren, aber auch sehr effektiven Übungen im Rahmen des Augentrainings.

Arbeiten Sie mit beiden Augen gleichzeitig. Legen Sie die ausgestreckten Zeigefinger auf die Augenbrauen und üben Sie leichten Druck aus. Massieren Sie für eine bis zwei Minuten Ihre Brauen entlang der Knochen von oben nach unten und wieder zurück. Ihre Bewegung sollte sich so anfühlen, als würden Sie versuchen, die Haut über dem Knochen von oben nach unten und wieder zurück zu schieben. Damit decken Sie die ersten Akupressurpunkte in diesem Bereich ab.

Die weiteren Akupressurpunkte befinden sich links und rechts der Nase, auf Höhe der inneren Augenwinkel. Vielleicht haben Sie bereits selber mal bemerkt, dass Sie sich unbewusst an die Nasenknöchel fassen, wenn Ihre Augen tränen oder schmerzen. Instinktiv machen Sie dabei bereits einiges richtig. Bewegen Sie für die Massage nun Daumen und Zeigefinger einer Hand auf diese Punkte und üben Sie leichten Druck aus. Massieren Sie die Punkte für eine bis zwei Minuten weiter. Schließen Sie gerne dabei die Augen, wenn Sie möchten.

Im letzten Schritt bewegen Sie Ihre Mittelfinger in die Vertiefung zwischen dem oberen Rand der Augäpfel und dem Knochen der Augenhöhle. Klopfen Sie dort mit den Mittelfingern sanft auf die Haut und bewegen Sie den Finger von innen nach außen. Wiederholen Sie die Massage auch am unteren Augenrand. Massieren Sie oben und unten für jeweils eine Minute.

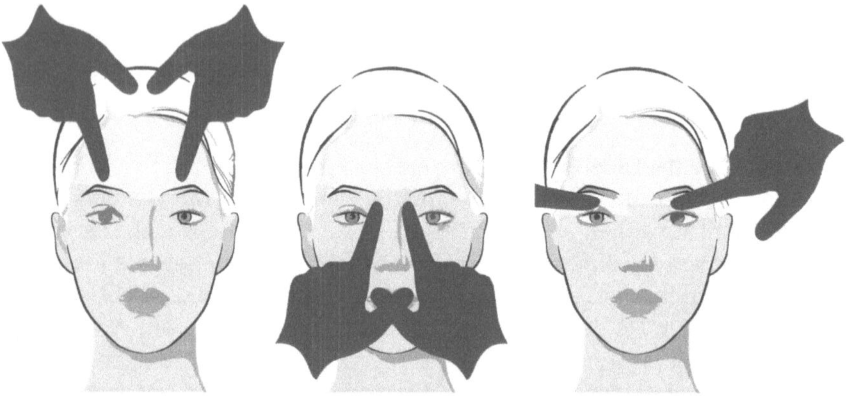

8. Dehnübung mit Gegenspannung

Mit dieser Dehnübung schonen Sie Ihre Augen und entspannen die Muskulatur. Schließen Sie Ihre Augen und drehen Sie die Augäpfel unter den geschlossenen Lidern nach unten. Legen Sie nun beide Zeigefinger auf die oberen Augenlider in den Augenspalt. So erhalten Sie eine maximale Dehnung in den Augen. Stabilisieren Sie die Haltung gleichzeitig mit den Daumen an den Schläfen. Halten Sie diese Dehnung für 30 Sekunden. Sie dürfen dabei gerne leichten Druck mit dem Zeigefinger ausüben, sofern es sich gut anfühlt. Achten Sie während der Übung auch auf Ihre Atmung. Atmen Sie gleichmäßig und ruhig. Versuchen Sie, die Dehnung mit jeder Ausatmung nach unten zu steigern.

Eine Abwandlung für Gegenspannung: Bewegen Sie Ihre Augen für zehn Sekunden so, als würden Sie nach oben schauen wollen, verhindern Sie die Bewegung jedoch sanft mit den Zeigefingern. Üben Sie dabei leichten Druck aus. Halten Sie nach zehn Sekunden inne und schauen Sie wieder nach unten. Halten Sie die Dehnung nach unten für 20 Sekunden. Wiederholen Sie im Wechsel das Dehnen und die Gegenspannung zwei- bis dreimal. Lösen

Sie anschließend die Finger von den Augenlidern und schauen Sie ohne Druck noch einmal für zehn Sekunden nach unten.

Als Abwandlung können Sie die Dehnung auch von links nach rechts ausüben. Anstatt die Finger oben anzulegen und nach unten zu schauen, legen Sie den Finger dabei einfach auf die linke Seite und dehnen nach rechts. Probieren Sie auch die Dehnung mit Gegenspannung aus. Diese Dehnung funktioniert auch in die entgegengesetzte Richtung (d. h. als Dehnung nach oben und als Dehnung nach links).

9. Lauwarme Kompressen zur Entspannung

Um Ihre gereizten Augen zu entspannen und mit heilenden Inhaltsstoffen zu versorgen, helfen auch Kompressen. Diese eignen sich auch bestens, wenn Ihre Augen oder die Haut um die Augen herum gerötet und gereizt sind. Tränken Sie dafür einfach Baumwolltücher oder Wattepads mit lauwarmem Wasser oder Kamillentee. Wringen Sie die Tücher leicht aus, sodass Sie nicht mehr tropfen. Legen Sie die Kompressen dann auf die geschlossenen Augen und lassen Sie sie dort für circa fünf Minuten.

10. Lichtbaden in der dunklen Jahreszeit

An dunklen Tagen kann eine helle Lampe für ein Lichtbad sorgen. Je nachdem, wie lichtempfindlich Sie sein sollten, reichen 40 bis 100 Watt. Achten Sie bitte darauf, dass es sich dabei nicht um blaues Licht handelt, da dieses schädlich ist. Richten Sie die Lichtquelle etwa einen Meter von sich entfernt auf Ihr Gesicht aus. Schließen Sie die Augen und drehen Sie den Kopf sanft von einer Seite zur anderen, um Ihre Augen gleichmäßig im Licht zu baden. Führen Sie das Lichtbad bis zu fünf Minuten lang aus. Dieses Lichtbad liefert anders als das Sonnenbad kein Vitamin D, sorgt jedoch für Wärme und ist eine gute Übung gegen Lichtempfindlichkeit – auch wenn die Sonne mal nicht scheint.

11. Lichtblitze

Eine andere Übung gegen Helligkeitsempfindlichkeit ist die Lichtblitze-Übung. Dabei richten Sie sich zuerst ein Lichtbad ein. Sie können alternativ auch ein Sonnenbad an der frischen Luft nehmen. Halten Sie nun Ihre Hände hintereinander in etwa 20 Zentimeter Entfernung vor Ihr Gesicht, spreizen Sie die Finger auseinander und bewegen Sie die Hände leicht hin und her. Dabei entstehen Hell- und Dunkelreflexe, die wie sanfte Lichtblitze wirken. Je schneller Sie die Bewegung durchführen, desto härter wirken die Blitze. Wechseln Sie zwischen sanften Bewegungen und Blitzen und schnellem Hin und Her.

12. Kolibri-Blinzler

Diese Blinzelübung bewirkt Wunder bei trockenen Augen. Blinzeln Sie dafür einfach für eine Minute lang so schnell Sie können locker mit beiden Augen. Der Lidaufschlag soll dabei gar nicht fest sein. Legen Sie keinen Wert auf ein vollständiges Schließen der Augen. Wichtiger sind die schnelle Blinzelübung und das lockere Flattern, das dabei entsteht. Legen Sie eine kurze Pause ein und wiederholen Sie die Übung für eine weitere Minute.

Der Name dieser Übung kommt von dem schnellen Augenschlag, der an den Flügelschlag des Kolibris erinnert. Mit der Übung trainieren Sie die Augenmuskulatur, lockern den starren Blick und versorgen das Auge mit Tränenflüssigkeit. Dadurch entspannen die Augen weiter und besonders trockene Augen werden diese Übung genießen.

LESETRAINING – AUF DIE BRILLE VERZICHTEN LERNEN

In diesem Abschnitt geht es ans Lesen. Mit den folgenden Übungen können Sie trainieren, Texte in unterschiedlichen Größen besser zu lesen. Wenn Sie diese Übungen regelmäßig in Ihren Alltag einbauen, lernen Ihre Augen, sich nicht mehr nur auf die Brille zu verlassen. Probieren Sie es aus und üben Sie, Texte in unterschiedlichen Größen wieder ohne Brille besser lesen zu können!

Texte in verschiedenen Größen lesen

Eine hervorragende Übung ist das Lesen eines Textes, der bereits in verschiedenen Größen geschrieben wurde. Dafür finden Sie im folgenden Abschnitt drei Zitate, ein Gedicht und einen Liedausschnitt zu den Augen. Die Texte sind so geschrieben, dass sich die Schriftgrößen abwechseln. Wenn Sie möchten, können Sie diesen kleinen Trick bei der Arbeit anwenden: Wechseln Sie einfach mal die Schriftgröße Ihres Textes, um die Augen auf andere Weise zu beanspruchen. Erstellen Sie selber solche oder nutzen Sie vorgefertigte Texte, um Ihren Augen etwas mehr Abwechslung beim Lesen zu bieten.

„Die Weisen haben längst bemerkt, daß etwas Magisches in dem menschlichen Auge sei; und bekanntermaßen hat man die Sache weit genug getrieben, zu glauben, es gäbe Leute, welche mit einem bloßen Blicke vergiften könnten; – ein Glaube, der zu allen Zeiten unter den Philosophen wenig Beifall gefunden hat.“ (Christoph Martin Wieland, deutscher Dichter, Übersetzer und Herausgeber, 1733–1813).

„Die Blicke sind die große Waffe der tugendhaften Koketterie. Man kann mit einem Blick alles sagen und kann doch immer einen Blick ableugnen, denn er läßt sich nicht wörtlich wiederholen.“ (Henri Stendhal, französischer Schriftsteller, Militär und Politiker, 1783–1842).
„Auf der Netzhaut des menschlichen Auges bilden sich alle Gegenstände verkehrt ab. Damit entsteht die Frage: Wieso erblicken Sie mich aufrecht, da ich Ihnen doch eigentlich verdreht erscheinen müßte?“

(Johann Georg August Galletti, deutscher Historiker, Geograph und Gymnasialprofessor (1750–1828).

Wenn du zur Arbeit gehst
am frühen Morgen,
wenn du am Bahnhof stehst
mit deinen Sorgen:
dann zeigt die Stadt
dir asphaltglatt
im Menschentrichter
Millionen Gesichter:
Zwei fremde Augen, ein kurzer Blick,
die Braue, Pupillen, die Lider –
Was war das? Vielleicht dein Lebensglück …
vorbei, verweht, nie wieder.
Du gehst dein Leben lang
auf tausend Straßen;
du siehst auf deinem Gang,
die dich vergaßen.
Ein Auge winkt,
die Seele klingt;
du hast's gefunden,
nur für Sekunden …
Zwei fremde Augen, ein kurzer Blick,
die Braue, Pupillen, die Lider –
Was war das? Kein Mensch dreht die Zeit zurück …
vorbei, verweht, nie wieder.
Du mußt auf deinem Gang
durch Städte wandern;
siehst einen Pulsschlag lang
den fremden Andern.
Es kann ein Feind sein,
es kann ein Freund sein,
es kann im Kampfe dein
Genosse sein.
Es sieht hinüber
und zieht vorüber …
Zwei fremde Augen, ein kurzer Blick,
die Braue, Pupillen, die Lider –
Was war das? Von der großen Menschheit ein Stück!
Vorbei, verweht, nie wieder.

(Kurt Tucholsky, deutscher Schriftsteller, Journalist, Literatur- und Theaterkritiker der Zeitschrift *Die Schaubühne*, 1890–1935).

Die Musikgruppe Ideal hatte eine Schwäche für blaue Augen (Erste Strophe und Refrain aus dem Lied „Blaue Augen" von Ideal, 1980).

Ideal und TV
Lässt mich völlig kalt
Und die ganze Szene
Hängt mir aus'm Hals
Da bleib ich kühl – kein Gefühl

Grelle Fummels aus den Fifties, Sixties
Alles hohl und hundsgemein
Auf Skoda oder Fiorucci
Flieg ich nicht mehr ein
Da bleib ich kühl – kein Gefühl

Bloß deine blauen Augen machen mich so sentimental – so blaue Augen
Wenn du mich so anschaust wird mir alles andre egal – total egal
Deine blauen Augen sind phänomenal – kaum zu glauben
Was ich dann so fühle ist nicht mehr normal

Das ist gefährlich
Lebensgefährlich
Zu viel Gefühl

Texte in verschiedenen Schriftformen

Die folgenden zwei Texte sind eine tolle Leseübung für Ihre Augen. Sie sind in verschiedenen Schriften verfasst und dadurch eine gute Abwechslung. Wenn Sie möchten, erstellen Sie selber derartige Texte für Ihr Training. Am Computer ist es nur allzu leicht, Schriften mit wenigen Klicks zu verändern. Nutzen Sie diese Möglichkeit während der Arbeitszeit und verändern Sie einfach mal kurzzeitig die Schrift, in der Sie lesen oder schreiben. So bleiben Ihre Augen auch während der Bildschirmzeit im Training.

Manche Menschen scheinen besonders kräftige Augen zu haben. Ihnen wird der sogenannte böse Blick zugeschrieben, der die Kraft haben soll, Unheil in Form von Krankheiten, Pech oder sogar Tod nach sich zu ziehen. Der Glaube an den bösen Blick ist in vielen Kulturen weltweit vorzufinden. Das Phaenomen hat sich sogar in vielen Kulturkreisen, die sehr weit voneinander entfernt liegen, zeitgleich entwickelt. Im europäischen Kreis wird die Fähigkeit überwiegend Frauen zugesprochen, in vielen Kulturen jedoch auch allen anderen Menschen. *Der Volksglaube an den bösen Blick gehört zu den verbreitetsten und ältesten Glauben aller Zeit. Er entstand vermutlich* **schon in prähistorischer Zeit im Orient und verbreitete sich von dort.** Die meisten Schriften und Überlieferungen stammen von **dem Sumeren und Babyloniern. Die Ausübung des bösen Blickes soll mit der Fähigkeit des Sehens zusammenhängen. Einige Kulturen gehen daher davon aus, dass die Fähigkeit, mit dem Blick Unheil zu senden, eng** mit dem Ansehen oder gar Anstarren einer Person verbunden ist. Allerdings gibt es Ausnahmen. So gehen zahlreiche Kulturen davon aus, dass auch die geschlossenen *Augen eines Schlafenden, das Auge eines Einäugigen oder sogar die Augen eines Blinden noch den bösen Blick aussenden können. In einigen Überlieferungen ist sogar die Rede davon, dass selbst Tote noch den bösen Blick aussenden.* **Viele Menschen fürchteten daher den Blick derer, die zur Hinrichtung gebracht wurden. Der Volksglaube** an sogenannte lebende Leichen entwickelte sich aus dieser Angst und ist eng mit anderen Glaubensvorstellungen **wie dem Vampirglauben verwandt.** Die Angst vom bösen Blick ist noch heute in vielen Kulturen verbreitet. Als Abwehr *gegen den bösen Blick bringen Menschen Hufeisen an Ihre Haustür,* TRAGEN KLEIDUNGSSTÜCKE AUF LINKS, BINDEN ROTE BÄNDER AN DAS HANDGELENK VON NEUGEBORENEN ODER ZEICHNEN DAS SYMBOL DER SWASTIKA AUF WÄNDE UND GEGENSTÄNDE.

Der zweite Teil des Liedtextes „Blaue Augen“ von Ideal, 1980.

Insiderfeten, da schlaf ich ein
Ich will auch nicht in London sein
Bei "sex and drugs and rock 'n' roll"
Ist das meist ein stumpfer Einfall
DA BLEIB ICH KÜHL – kein Gefühl
Der ganze Hassel um die Knete
Macht mich taub und stumm
Für den halben Luxus
Leg ich mich nicht krumm
Nur der Scheich ist wirklich reich
Und deine blauen Augen machen mich so sentimental – so blaue Augen
Wenn du mich so anschaust wird mir alles andre egal – total egal
Deine blauen Augen sind phänomenal - kaum zu glauben
Was ich dann so fühle ist nicht mehr normal
Das ist gefährlich
Lebensgefährlich
Zu viel Gefühl
Deine blauen Augen machen mich so sentimental — so blaue Augen
Wenn du mich so anschaust wird mir alles andre egal — total egal
Deine blauen Augen sind phänomenal – kaum zu glauben
Was ich dann so fühle ist nicht mehr normal – nicht mehr normal

Alltagsangebote nutzen

Im Alltag begegnen Ihnen zahlreiche Schriften: auf Plakaten, Postern, auf digitalen Anzeigetafeln an Bus- und Bahnstationen, im Supermarkt und an vielen anderen Orten. Nutzen Sie dieses umfangreiche Alltagsangebot und lesen Sie einfach häufiger, was um Sie herum so geschrieben steht. Nutzen Sie beispielsweise die Fahrt zur Arbeit mit der Bahn und lesen Sie die Anzeigen, die Fahrpläne und Werbeposter um sich herum. Studieren Sie im Café die gesamte Menütafel von Ihrem Platz aus. Lesen Sie im Buchladen den Rücken der Bücher auf einem Regal, das ein paar Meter von Ihnen entfernt steht. So bauen Sie Leseübungen leicht in Ihren Alltag ein. Ihre Augen werden immer häufiger mit Texten konfrontiert, die weit entfernt oder besonders kleingeschrieben sind. Da Sie auf diese Art gleichzeitig verschiedene Schriften lesen, ist der Effekt umso größer.

Abstände vergrößern

Falls Sie kurzsichtig sind, vergrößern Sie zuhause einfach mal den Abstand zu Texten, die Sie lesen möchten. Halten Sie Ihr Smartphone bewusst eine Armlänge von sich entfernt, bevor Sie eine Nachricht lesen. Strecken Sie die Arme beim Zeitunglesen vor sich aus. Schieben Sie Ihren Laptop etwa zehn Zentimeter von seinem normalen Platz weg oder rücken Sie mit dem Stuhl zehn Zentimeter vom Schreibtisch ab. Auf diese Art zwingen Sie Ihre Augen immer wieder, mit anderen Textgrößen umzugehen. Diese Übung funktioniert selbstverständlich auch umgekehrt: Holen Sie Texte näher zu sich heran, wenn Sie normalerweise besser in der Weite sehen. Lesen Sie das Kleingedruckte auf Verpackungen oder Werbeangeboten.

Übungsgrafiken nutzen

Grafiken wie die folgende kennen Sie sicher vom Optiker: Mit solchen Darstellungen von Buchstaben oder Symbolen wird getestet, wie gut Sie sehen können. Nutzen Sie die Grafik auch für sich zuhause und überprüfen Sie, wie leicht Ihnen das Lesen der Buchstaben fällt. Halten Sie die Grafik am besten so weit wie möglich von sich entfernt. Sie können auch eine Kopie davon anfertigen und diese an Ihre Wand hängen. So können Sie die Übung von verschiedenen Entfernungen aus durchführen.

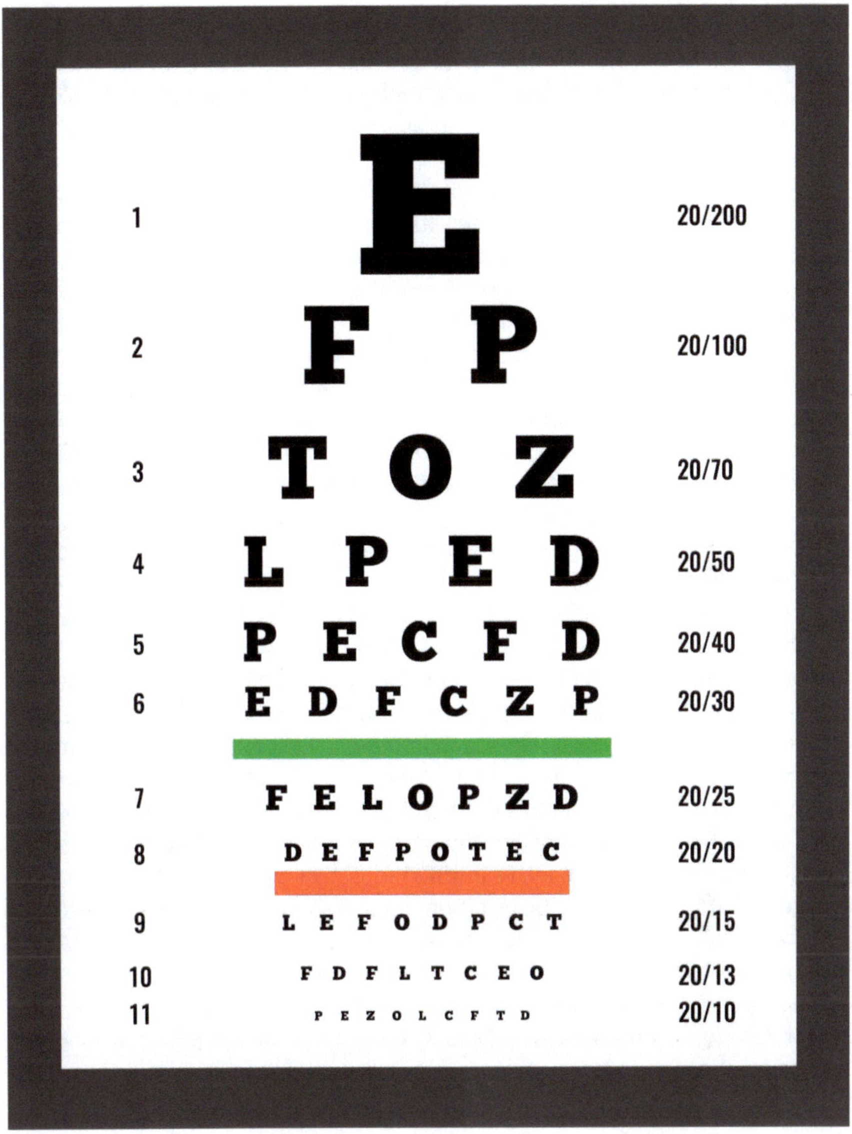
1 E 20/200
2 F P 20/100
3 T O Z 20/70
4 L P E D 20/50
5 P E C F D 20/40
6 E D F C Z P 20/30
7 F E L O P Z D 20/25
8 D E F P O T E C 20/20
9 L E F O D P C T 20/15
10 F D F L T C E O 20/13
11 P E Z O L C F T D 20/10

EXKURS: WANN SIE ZUM OPTIKER GEHEN SOLLTEN

In manchen Fällen kann leider auch das beste regelmäßige Augentraining nicht helfen. In anderen Fällen können mehrere Ursachen für eine Fehlsichtigkeit vorliegen, sodass Sie diese erst herausfinden müssen, bevor Sie beginnen, Ihr Sehvermögen zu verbessern oder sogar zu optimieren. Daher hilft in manchen Fällen vorerst nur der Gang zum Optiker weiter. Wann Sie zum Optiker gehen sollten und welche Anzeichen für eine Sehschwäche, die nur vom Augenarzt behandelt werden kann, sprechen, lesen Sie in diesem Abschnitt.

Entzündungen und Schmerzen

Eine deutliche Empfehlung für den Besuch beim Augenarzt erhalten Sie, wenn Sie Schmerzen verspüren. Brennende Augen, eitriger Ausfluss und andere Entzündungs- oder Krankheitssymptome sollten unbedingt überprüft werden. Das gilt insbesondere dann, wenn die Symptome plötzlich und ohne Vorwarnung auftreten. Haben Sie beispielsweise leichtes Brennen nach einem langen Arbeitstag oder juckende Augen zur Pollenflugzeit, kann die Belastung aufgrund einer Überanstrengung oder Allergie auftreten. Haben Sie jedoch Symptome ohne erkennbare Ursache oder solche, die auf eine Krankheit oder Entzündung hindeuten (wie Eiterfluss), sollten Sie dies durch einen Spezialisten überprüfen lassen. Auch wenn Ihnen noch keine Allergie bekannt ist und die Symptome ungewöhnlich lange anhalten, ist der Besuch beim Ophthalmologen (Augenarzt) sehr ratsam. Ein rechtzeitiger Besuch beim Spezialisten kann schlimmeren Problemen vorbeugen und kurzfristige Erkrankungen behandeln, bevor sie schwerwiegend werden.

Ein Termin beim Augenarzt oder Optiker sollte auch dann vereinbart werden, wenn Sie einen Unfall oder eine Verletzung am Auge hatten. Haben Sie beispielsweise einen spitzen Fremdkörper (etwa einen Splitter) oder eine giftige Substanz ins Auge bekommen oder haben Sie in schädliches Licht (beispielsweise einen Laserpointer) geschaut, sollten Sie ebenfalls zum Arzt gehen, um etwaige Schäden klären zu lassen. Der Arzt kann Ihnen auch Ratschläge geben, worauf Sie in den nächsten Tagen achten sollten. Bei den folgenden Symptomen ist der Besuch beim Spezialisten generell in Erwägung zu ziehen:

- Plötzlich auftretende und anhaltende Schmerzen und starkes Brennen der Augen
- Plötzlich auftretende merkliche Beeinträchtigungen im Scharfsehen
- Eitriger Ausfluss
- Dicke, rote und schmerzende Schwellungen
- Farbliche Veränderungen der Augen (insbesondere rote oder gelbliche Färbungen)
- Plötzlich auftretende Veränderungen im Sehen (etwa Doppelsehen oder Lichtblitze)

Die ersten Anzeichen einer Sehschwäche

Die ersten Anzeichen einer Sehschwäche können einen Gang zum Optiker gut begründen. Lässt die Sehleistung merklich und dauerhaft nach, kann ein Termin für einen Sehtest eine hilfreiche Orientierung sein. Insbesondere, wenn neben Sehschwächen auch andere Beschwerden auftreten, sollte das Problem untersucht werden. Dies gilt vor allem dann, wenn Sie keine regelmäßigen Kontrolluntersuchungen vorgenommen haben. Selbstverständlich müssen Sie sich nicht gleich eine Brille zulegen: Viele Menschen gehen zunächst nur für einen Sehtest zum Optiker und lassen sich eine Empfehlung geben. Sie sind mit dem Sehtest keinesfalls dazu verpflichtet, sich eine Sehhilfe anzuschaffen. Daher schadet ein Besuch bei auftretenden Beschwerden keinesfalls.

Ob Sie bei Beschwerden zeitnah zum Optiker gehen sollten oder nicht, hängt auch von der Art der Beschwerden ab. Lässt das Scharfsehen in der Ferne oder Nähe nach? Oder haben Sie auch andere auffallende Sehprobleme?

Insbesondere die folgenden Symptome sollten Sie dazu bewegen, einen Fachmann zu konsultieren:

1. Lichtblitze
2. Farbige Ringe
3. Schwarze Punkte (sogenannter Rußregen*)
4. Doppelbilder
5. Plötzlich auftretender Sehverlust
6. Stark gerötete Augen

Das Wahrnehmen von Lichtblitzen kann ein Zeichen für den Beginn einer Netzhautablösung sein. Wie Sie wissen, leiten die Sinneszellen der Netzhaut Lichtreize von außen an das Gehirn weiter. Daher entstehen solche Blitze häufig dann, wenn mit der Netzhaut nicht mehr alles in Ordnung ist. Die Netzhautablösung ist eine eher seltene Krankheit. Dabei löst sich die Netzhaut langsam vom Augapfel ab. Da sie vorwiegend aus Sinneszellen besteht, werden Sehinformationen nicht mehr unbeeinträchtigt weitergeleitet. Eine solche Krankheit kommt im Alter von 50 bis 70 Jahren häufiger vor und kann auch familiär bedingt sein. Eine unbehandelte Netzhautablösung kann im schlimmsten Fall zur Erblindung des betroffenen Auges führen. Heutzutage kann sie jedoch bei rechtzeitiger Erkennung gut behandelt werden.

Farbige Ringe, die sich um Lichtquellen herum abzeichnen, können ein Symptom für einen starken Anstieg des Augendrucks sein. Dies wird Glaukomanfall genannt. Der Glaukomanfall ist eine ernstzunehmende Version des Grünen Stars. Der Grüne Star (auch Glaukom genannt) ist eine Erkrankung des Sehnervs. Tritt ein Glaukomanfall auf, erhöht sich der Augendruck plötzlich extrem und kann den Sehnerv dauerhaft beschädigen. Im schlimmsten Fall droht bei dieser Krankheit Erblindung. Der Glaukomanfall zeichnet sich auch durch starke Schmerzen im Auge sowie Übelkeit und Erbrechen aus. Wird er rechtzeitig erkannt, kann jedoch auch diese Krankheit behandelt werden.

*Rieseln vor Ihren Augen kleine schwarze Punkte von oben nach unten, nennt man das Rußregen. Grund dafür kann eine Blutung im Auge sein. Diese kann wiederum mit Schädigungen der Netzhaut in Verbindung stehen und deshalb eine sofortige Untersuchung erforderlich machen.

Das Sehen von Doppelbildern kann eine Reihe diverser Ursachen haben. Darunter befinden sich jedoch auch ernste Erkrankungen. Entzündungen, Tumore oder auch ein Schlaganfall können dieses Sehproblem verursachen. In den meisten Fällen entscheidet eine schnelle Erkennung und Behandlung über den Verlauf der Erkrankung. Daher sollten Sie sicherheitshalber auch das Auftreten von doppelten Bildern zeitnah bei einem Arzt untersuchen lassen.

Lässt Ihr Sehvermögen ganz plötzlich vollkommen oder teilweise nach, könnte ein Arterienverschluss dahinterstecken. Dies kann das erste Anzeichen eines Schlaganfalls sein. Die plötzlich auftretende Sehverschlechterung kann auch Folge oder ein Symptom einer anderen Krankheit sein. Auch aus diesen Gründen ist der Gang zum Arzt bei einer akuten starken Verschlechterung wichtig.

Sind Ihre Augen kurzzeitig leicht gerötet, ist der Grund dafür häufig nur eine Überreizung, eine Allergie oder ein harmloser Fremdkörper. Auch trockene Luft kann für eine leichte Rötung sorgen. Ist die Rötung jedoch sehr stark oder dauerhaft (zieht sich über mehrere Tage hin), sollten Sie einen Arzt aufsuchen. Dann liegt möglicherweise eine Bindehautentzündung oder eine andere Erkrankung vor.

Altersbedingte Augenuntersuchungen

Im Alter werden regelmäßige Routineuntersuchungen empfohlen. Sie sind keine Pflicht, da sich jedoch durchschnittlich ab dem 45. Lebensjahr Alterserscheinungen bemerkbar machen, werden sie von vielen Experten empfohlen. Dafür ist in der Regel kein Gang zum Augenarzt notwendig; der Besuch beim Optiker reicht für einen Sehtest. Alterserscheinungen werden meist auch dort zuverlässig erkannt. Haben Sie ein gewisses Alter erreicht und viele Lebensjahre mit Arbeit am Bildschirm verbracht, ist der Besuch beim Optiker empfehlenswert. Schließlich wissen Sie nach dem Lesen dieses Buches ganz genau, dass Ihre Augen täglich sehr stark beansprucht wurden. Spätestens, wenn sich die ersten Beschwerden abzeichnen, sollten Sie den Gang zum Optiker einplanen.

Wie sinnvoll sind Routineuntersuchungen?

Routineuntersuchungen beim Augenarzt werden bereits ab dem Kindesalter empfohlen. Diese Kontrolluntersuchungen gibt es nicht nur im Augenbereich – Sie kennen sie sehr wahrscheinlich immer noch vom Zahnarzt. Säuglinge werden nicht selten sogar schon im ersten Lebensjahr auf Ihre Augengesundheit zweimal untersucht. Bis zum 15. Lebensjahr wird immer noch eine Untersuchung pro Jahr empfohlen. Zwischen dem 15. und 18. Lebensjahr lautet die Empfehlung ebenfalls einmal jährlich, allerdings haben Kinder dann in der Regel die Wahl zwischen dem Optiker und dem Augenarzt. Nach der Volljährigkeit lautet die Empfehlung für Augenuntersuchungen bis zum 45. Lebensjahr, eine Untersuchung alle zwei Jahre durchzuführen. Danach empfehlen viele Experten, die Sehstärke einmal im Jahr testen zu lassen, da sich die ersten Alterserscheinungen bemerkbar machen. Wer bereits unter einer Sehschwäche leidet oder eine Sehhilfe nutzt, sollte häufiger zum Optiker gehen. Tatsächlich gehen viele Menschen jedoch deutlich seltener zum Augenarzt oder Optiker.

Wie regelmäßig diese Untersuchungen tatsächlich durchgeführt werden sollten, hängt immer von der Symptomatik ab. Haben Sie keine Beschwerden, wird es in der Regel nicht notwendig sein, sehr viel häufiger zum Optiker zu gehen. Routineuntersuchungen sind keine Pflicht – schaden können sie allerdings auch nicht. Die Entscheidung obliegt letztlich Ihnen. Einige Optiker bieten einen einfachen Sehtest sogar als Serviceleistung an. Selbst wenn sie bezahlt werden müssen, sind sie in der Regel nicht teuer. Einige Optiker veranschlagen zwischen 10 Euro und 50 Euro pro Test. Viele Optiker verrechnen die Kosten für den Sehtest auch beim anschließenden Brillenkauf (sofern eine Brille gekauft wird).

Untersuchungen für Kontaktlinsenträger

Tragen Sie bereits Brillen oder Kontaktlinsen, sind regelmäßige Überprüfungen besonders zu empfehlen. Dies gilt jedoch insbesondere für Kontaktlinsenträger, da ein Augenarzt feststellen kann, ob die Linsen gut sitzen und von Ihnen auch vertragen werden. Hier wird von einigen Experten sogar eine Kontrolle alle sechs Monate empfohlen. Besprechen Sie dies am besten mit dem Arzt, der Ihnen die Kontaktlinsen verschrieben hat.

Muss ich zum Arzt oder reicht auch der Optiker?

Augenoptiker und Ärzte für Augenheilkunde sind zwei unterschiedliche Berufe, denen unterschiedliche Ausbildungen vorangehen. Grundsätzlich sind Augenärzte für die Diagnose und Therapie von Augenkrankheiten verantwortlich. Augenoptiker hingegen sind für die Korrektur von Fehlsichtigkeit – etwa durch eine Brille oder Kontaktlinsen – zuständig. Einfach gesprochen: Sie sind für gutes Sehen zuständig. Einer der Hauptunterschiede beider Berufe liegt also in der Art des Problems sowie dessen Lösung: Augenärzte versuchen, Krankheiten zu heilen, Optiker versuchen, Sehschwäche zu korrigieren. Allerdings gibt es zwischen beiden Berufen Ähnlichkeiten und Überschneidungen. Viele Menschen fragen sich deshalb bei ersten Anzeichen von Sehproblemen, ob es ausreicht, einen Optiker aufzusuchen, oder ob sie besser doch einen Augenarzt konsultieren sollten.

Eine allgemeingültige Antwort gibt es auf diese Frage nicht. Wenn Sie zum Augenarzt gehen, erwartet Sie dort nicht nur ein Sehstärkentest, sondern sehr wahrscheinlich eine allgemeine Gesundheitsuntersuchung Ihrer Augen. Der Arzt misst dabei unter anderem den Augeninnendruck, untersucht den Sehnerv und führt ähnliche Kontrollen durch. Sollte er eine Entzündung oder Krankheit feststellen, kann er Medikamente und Sehhilfen verschreiben. Regelmäßige Kontrollen beim Augenarzt sorgen außerdem dafür, dass Erkrankungen wie Grauer Star rechtzeitig erkannt werden und schlimmeren Folgen vorgebeugt werden kann.

Ein Besuch beim Optiker führt zu einem Sehtest. Die Messtechniken sind beim guten Optiker ähnlich wie beim Augenarzt. Der Optiker kann dadurch die Sehstärke präzise feststellen und bietet nach der Messung eine passende Sehhilfe an. Zu den meisten Optikern können Sie ohne Terminvereinbarung gehen (bringen Sie zu Stoßzeiten ein wenig Wartezeit mit). Sehtests beim Optiker sind in der Regel verlässlich. Praktischerweise darf der Optiker Ihnen direkt eine passende Sehhilfe anbieten und verkaufen. Augenärzte können Diagnosen stellen und Sehhilfen feststellen, allerdings nur in Ausnahmefällen Brillen oder Kontaktlinsen verkaufen (eine Sondergenehmigung wäre notwendig). Das liegt daran, dass das Messen der richtigen Sehhilfestärke sowie das Anpassen in der Regel kein Teil der Augenarztprüfung sind, wohingegen der Optiker jahrelang ausführlich in dieser Theorie und Praxis ausgebildet wird. Dieser untersucht Ihre Sehstärke sehr umfangreich und überprüft unter anderem auch die Farb- und Kontrasterkennung. Auch ein Optiker kann durch seine Messungen unter Umständen Anzeichen für Erkrankungen feststellen. Er wird jedoch keine Diagnose vornehmen, sondern eine Überprüfung beim Arzt empfehlen. Zusammengefasst lassen sich die folgenden Unterschiede feststellen:

Der Optiker kann:

- die Sehstärke umfassend prüfen
- Anzeichen für Krankheiten entdecken
- Korrekturen und Sehhilfen empfehlen, anpassen und verkaufen

Er kann jedoch keine Diagnosen erstellen und auch keine Medikamente verschreiben.

Der Augenarzt kann:

- die Gesundheit der Augen umfassend überprüfen
- Anzeichen für Krankheiten und Entzündungen erkennen und Diagnosen stellen
- Medikamente und Sehhilfen verschreiben

Im Regelfall kann er jedoch keine Sehhilfen anpassen und verkaufen.
Ob sich der Gang zum Optiker oder zum Augenarzt lohnt, hängt ganz von den Beschwerden ab. Überwiegend gilt: Doppelt hält besser. Wenn Sie sich unsicher sind, kann es nie schaden, eine zweite Meinung einzuholen. Haben Sie vorwiegend Probleme, die sich rein auf das Sehen beziehen (beispielsweise Schwierigkeiten mit dem Scharfsehen oder der Farberkennung), ist der Gang zum Optiker wahrscheinlich die beste Lösung. Kommen hingegen auch andere Beschwerden hinzu – etwa Entzündungserscheinungen oder starke Schmerzen –, sollten Sie einen Besuch beim Augenarzt in Erwägung ziehen.

In jedem Fall wird der Besuch eines Experten empfohlen. Onlinetests werden heutzutage reichlich angeboten, können aber nur sehr oberflächlich überprüfen, wie es um den Gesundheitszustand der Augen beschert ist. Lassen Sie sich vor der Wahl einer Sehhilfe auf jeden Fall von einem professionellen Optiker oder Arzt beraten.

Fazit

Augenprobleme können in vielen Fällen durch Augentraining behoben werden. Wenn sie das erste Mal auftauchen, empfiehlt sich dennoch der Besuch beim Optiker. Dieser kann durch einen Sehtest einschätzen, welche Sehschwierigkeiten in welcher Stärke vorliegen. Außerdem ist er befugt, Ihnen direkt eine Empfehlung über eine Sehhilfe mitzugeben. Sollten schlimmere Symptome auftreten, sollten Sie einen Augenarzt konsultieren.

Blitzübungen für Bildschirmstarrer

Sind Sie ein Bildschirmstarrer? Egal, ob am Handy, Laptop oder nahestehenden Fernseher – wenn Sie viel Zeit vor dem Bildschirm verbringen, können Sie kurze Zwischenübungen bestens gebrauchen. Hier finden Sie acht Blitzübungen, die Sie jederzeit anwenden können, wenn Sie zu lange vor dem Bildschirm sitzen. Diese Übungen können auch schnell im Büro durchgeführt werden und eignen sich für alle Jobs, die viel Bildschirmzeit fordern. Anschließend erhalten Sie zusätzlich zu den Übungen noch zehn wertvolle Tipps, die Ihren Augen den Arbeitstag ebenfalls erleichtern.

1. Der Frischekick

Sorgen Sie für einen Frischekick, indem Sie ganz bewusst alle 30 bis 60 Minuten eine Blinzeleinheit einlegen. Schließen Sie dafür die Augen und blinzeln Sie fünfmal hintereinander. Dies ist eine sehr kurze Einheit, die die Augen mit Tränenflüssigkeit benetzt und feucht hält. Dieser kleine Frischekick belebt die Augen sofort und wirkt der einseitigen Anstrengung entgegen. Kleben Sie sich einen Post-it an die Pinnwand oder stellen Sie sich eine kleine Erinnerung im Handy, die Sie an die Pause erinnert.

2. Wer blinzelt, verliert – eine Übung aus dem Augen-Yoga

Fokussieren Sie einen beliebigen Gegenstand in Ihrem Büro und fixieren Sie ihn mit den Augen. Halten Sie den Blick so lange wie möglich, ohne dabei zu blinzeln. Sobald Sie blinzeln müssen, pausieren Sie einen Moment und blinzeln zum Ausgleich ein paar Male hintereinander. Wiederholen Sie den Prozess mindestens zwei- oder dreimal. Sicherlich gelingt es Ihnen schon beim zweiten Mal, den Blick ein wenig länger zu halten.

Kennen Sie noch die „Anstarrwettbewerbe“ aus Kindertagen? Dabei sahen Sie einem Freund so lange mit festem Blick in die Augen, bis einer von beiden blinzelte. Wer zuerst blinzelte, verlor das Spiel. Diese Übung ist an das Kinderspiel angelehnt und kann zu zweit angewendet werden. Suchen Sie sich einen netten Kollegen und spielen Sie das Spiel aus Kindertagen. Wiederholen Sie das Spiel zwei- oder dreimal. Wer hält länger durch?

3. Der imaginäre Zaun

Schließen Sie für einen Moment die Augen und stellen Sie sich einen langen Zaun vor. Blicken Sie nun mit den Augen (unter den geschlossenen Lidern) zur linken Seite des Zauns. Wandern Sie den Zaun einmal vollständig von rechts nach links ab. Wandern Sie möglichst jeden Gitterstab oder Holzpfahl nacheinander ab. Wie genau Ihr Zaun aussehen soll, bleibt selbstverständlich Ihrer Fantasie überlassen. Vielleicht bauen Sie ein Tor ein, dessen Details Sie mit dem Auge verfolgen wollen? Die Details hängen ganz davon ab, wie viel Zeit Sie in die Übung investieren wollen. Haben Sie nur eine Minute, reicht ein einfacher Zaun, entlang dessen Sie die Augen bewegen können. Haben Sie etwas mehr Zeit, sollten Sie gerne mehr Details einbauen. So werden Ihre Augen in mehrere Richtungen bewegt und Sie trainieren gleichzeitig Ihre Vorstellungskraft und beide Gehirnhälften.

4. Kreisen im Uhrzeigersinn

Wenden Sie den Blick vom Bildschirm ab und beginnen Sie, mit den Augen im Uhrzeigersinn zu kreisen. Sie schauen dabei einfach ins Leere. Drehen Sie Ihre Augen dreimal langsam, dann dreimal schnell im Uhrzeigersinn herum. Wenn Sie möchten, wiederholen Sie die Übung gegen den Uhrzeigersinn. Diese kleine Bewegungseinheit wird Ihren Augen einen neuen Energiekick verleihen und sorgt dafür, dass das einseitige Fokussieren unterbrochen wird.

5. Die Büroeinrichtung zählen

Lassen Sie den Blick für ein paar Minuten durch das Büro schweifen und zählen Sie die Einrichtungsgegenstände. Mit dieser kleinen Übung verhelfen Sie Ihren Augen automatisch zu einer Abwechslung. Sie richten den Blick, ohne sich groß anzustrengen, auf unterschiedlichste Entfernungen. Schauen Sie sich einfach um, welche Gegenstände in Ihrem Büro oder auf Ihrem Schreibtisch zu finden sind. Wenn Sie die Übung gedanklich ein wenig abwandeln möchten, versuchen Sie, bestimmte Gegenstände zu zählen – beispielsweise alles, womit man schreiben kann, oder wie viele Pflanzen Sie in Ihrem Büro finden. Auf diese Art machen sowohl Ihre Augen als auch Ihr Gehirn eine kurze Pause.

6. Ich sehe was, was du nicht siehst ...

Sie kennen sicherlich noch das Spiel „Ich sehe was, was du nicht siehst". Spielen Sie eine Abwandlung des Spiels mit sich selbst. Überlegen Sie sich eine Farbe und suchen Sie mit den Augen nach allen Gegenständen in Ihrem Büro oder auf Ihrem Schreibtisch, die in dieser Farbe zu finden sind. Dies trainiert das Sehen in verschiedenen Entfernungen, macht Sie aufmerksam für Farbunterschiede und bietet Ihren Augen eine kurze Bildschirmpause. Sie können diese Übung nicht nur im Büro, sondern auch bei jeder anderen Gelegenheit anwenden. Suchen Sie beispielsweise alle gelben Gegenstände, die Ihnen in der Bahn oder im Bus auffallen, oder spielen Sie das Spiel an der Supermarktschlange. So halten Sie Ihre Augen während des ganzen Tages fit und aufmerksam.

7. Kurzes Handauflegen

Falls Sie kaum Zeit und Ruhe für eine Übung wie das Palmieren haben, nutzen Sie diese kurze Abwandlung. Legen Sie dafür ohne Anwärmen beide Handflächen auf Ihre Augen. Sie können die Augenlider unter den Händen schließen oder geöffnet lassen. Sorgen Sie aber dafür, dass die Finger möglichst kein Licht durch die Hände durchdringen lassen. Probieren Sie aus, was sich für Sie besser anfühlt. Die meisten Menschen verspüren eine größere Entspannung bei geschlossenen Augen. Zählen Sie bis fünf und nehmen Sie die Hände wieder herunter. Schon diese kurze Pause in der Dunkelheit wird Ihren Augen guttun.

8. Der Uhr folgen

Haben Sie eine Uhr im Büro hängen? Wunderbar – dann nutzen Sie sie für eine kleine Übung. Konzentrieren Sie sich mit dem Blick auf die Wanduhr. Alternativ funktioniert auch eine Armbanduhr. In dem Fall sollten Sie das Handgelenk mit der Uhr jedoch gerade vom Oberkörper weg strecken, um eine gewisse Entfernung aufzubauen. Schauen Sie nun auf die Zwölf im oberen Bereich der Uhr. Fokussieren Sie den Blick für einen Moment auf diese Zahl und springen Sie dann zur Ziffer Eins. Halten Sie den Blick, bis die Ziffer scharf ist, und springen Sie dann im Uhrzeigersinn weiter, bis Sie wieder bei der Zwölf angekommen sind. Weiten Sie die Übung aus, indem Sie mit dem Blick einmal rundherum wandern, dieses Mal jedoch entgegen dem Uhrzeigersinn. Anschließend führen Sie eine dritte Runde durch, in der Sie auf die jeweils gegenüberliegenden Ziffern springen. Das sieht so aus: Von der Eins zur Sieben und wieder zurück zur Eins. Zur Zwei, zur Acht und wieder zurück zur Zwei. Zur Drei, zur Neun und wieder zurück zur Drei – und immer so weiter. Wenn Sie möchten, können Sie zwischen der zweiten und dritten Runde eine kurze Entspannungspause einlegen. Schließen Sie dafür einfach kurz die Augen und zählen Sie langsam bis fünf. Falls Sie nicht ausreichend Zeit für die ganze Übung haben, können Sie schon nach der ersten Runde aufhören. Nutzen Sie jeweils einen späteren Zeitpunkt für die zweite und dritte Runde.

Noch ein paar Tipps für Bildschirmarbeiter

Um Ihren Augen noch mehr Gelegenheiten für Pausen zu gönnen, erhalten Sie hier noch ein paar Tipps für den Arbeitsalltag.

1. Der schnelle Blick in die Ferne kann Wunder bewirken. Blicken Sie einfach kurz in die Ferne, wenn Sie das Gefühl haben, Ihre Augen werden müde oder brennen. Lassen Sie den Blick dabei einfach schweifen, schauen Sie sich in der Gegend um und lassen Sie den Fokus locker.

2. Kurze Massagen sind tolle Entspannungsübungen. Klopfen Sie einfach leicht mit den Fingern von der Stirn über die Schläfen bis hin zu den Ohrläppchen. Klopfen Sie auch rund herum um die Augen einfach alles sacht ab. Danach fühlen Sie sich sicher erfrischter.

3. Genehmigen Sie sich einen kurzen Frischluftkick, auch wenn Sie keine Zeit für einen Spaziergang haben. Öffnen Sie das Fenster und nehmen Sie ein paar tiefe Atemzüge. Lassen Sie dabei den Blick ins Weite oder in den Himmel gleiten.

4. Erfrischen Sie sich mit Wasser: Trinken Sie regelmäßig und ausreichend. Während eines langen Arbeitstages kommt die Flüssigkeitszufuhr häufig zu kurz. Wie auch für den Rest des Körpers ist ausreichend Wasser auch für das Sehorgan notwendig.

5. Achten Sie auf eine gute Ernährung. Wie bereits erwähnt wurde, freut sich Ihr Auge über bestimmte Fette und Vitamine ganz besonders. Achten Sie gerade während stressiger Phasen auf eine gesunde und ausgewogene Ernährung, um Ihren Augen alle wichtigen Nährstoffe zuzuführen.

6. Schlafen Sie ausreichend. Gehen Sie während stressiger Arbeitsphasen früh zu Bett. Ihr gesamter Körper wird sich über ausreichend Schlaf freuen, doch insbesondere Ihre Augen werden die lange Pause im Dunkeln zu schätzen wissen.

7. Lassen Sie sich morgens mit einer Tageslichtlampe wecken. Das suggeriert Ihrem Körper, dass es Zeit wird, aufzustehen. Dieses spezielle Licht ermöglicht Ihren Augen ein sanftes Erwachen und ist ein schonenderer Einstieg in den Tag als grelles Deckenlampenlicht.

8. Nutzen Sie den Blaulichtfilter Ihrer Geräte. Viele moderne Smartphones und Computer haben einen eingebauten Blaulichtschutz. Dabei wird das für die Augen ungesunde blaue Licht der Geräte reduziert. Dies schont die Augen während der Nutzung. Das Bild wird Ihnen anfangs etwas gelblich erscheinen, doch Ihre Augen werden sich schnell an den neuen Hintergrund gewöhnen. Besorgen Sie sich ggf. auch eine Blaulichtbrille. Diese Brillen sind speziell für die Nutzung von Bildschirmen erstellt worden. Auch Menschen ohne Sehschwächen tragen sie, wenn sie lange Zeit am Bildschirm arbeiten müssen. Diese Brillen filtern das blaue Licht und schonen somit die Augen.

9. Reduzieren Sie die Helligkeit Ihrer Geräte, wenn Sie merken, dass das Licht zu grell ist. Wenn Sie nicht die Möglichkeit haben, eine Pause im Dunkeln einzulegen, werden Ihre Augen Ihnen eine reduzierte Bildschirmhelligkeit danken.

10. Wenn es Ihnen möglich ist, versuchen Sie generell, jede halbe Stunde vor dem Bildschirm eine kurze Pause einzulegen. Wenn Sie keine Zeit haben, reicht auch der Blick in die Ferne für eine Minute. Idealerweise stehen Sie jedoch kurz auf und bewegen sich für bis zu fünf Minuten. Nutzen Sie die Zeit beispielsweise, um sich einen neuen Kaffee zu holen.

Spezial: Training bei Weitsichtigkeit

Gehören Sie zu den weitsichtigen Menschen? Haben Sie Schwierigkeiten dabei, kleine Schriften in der Nähe zu lesen, können aber Schilder in der Ferne in der Regel gut erkennen? Dann ist dieses Kapitel genau auf Sie zugeschnitten. Nutzen Sie diese Trainingsmethoden und Tipps regelmäßig, um Ihre Weitsichtigkeit zu reduzieren und Ihre Sehkraft zu verbessern.

Acht Übungen für Weitsichtige

Im ersten Abschnitt dieses Kapitels erhalten Sie acht Übungen speziell für Weitsichtige. Bauen Sie diese Übungen regelmäßig in Ihren Alltag ein. Sie können diese auch gerne mit Bewegung kombinieren. Stellen Sie sich hierfür aufrecht hin, lockern Sie Ihre Muskeln oder bewegen Sie sich leicht, wenn die Übung dies zulässt.

1. Gähnen und Dehnen

Mit dieser Kombination aus Dehnen und Gähnen versorgen Sie Ihre Augenmuskulatur mit Sauerstoff und fördern die Bildung von Tränenflüssigkeit. Stellen Sie sich einfach aufrecht hin und blicken Sie geradeaus. Heben Sie nun den rechten Arm und folgen Sie Ihren Fingern dabei mit dem Blick. Bewegen Sie sowohl Ihre Augen als auch den Arm möglichst langsam, um den Dehneffekt besonders intensiv zu spüren. Atmen Sie dabei tief durch den Mund ein und wieder aus. Heben Sie zusätzlich die linke Ferse leicht an, um den Dehneffekt im ganzen Körper zu spüren. Bei vielen Menschen kommt an einem anstrengenden Arbeitstag der Gäheffekt bei dieser Bewegung von ganz alleine. Falls Sie diesen Wunsch nicht automatisch verspüren sollten, dürfen Sie ihn jetzt gerne provozieren. Gähnen Sie so ausgiebig wie möglich und verzerren Sie ruhig das Gesicht. Dabei werden auch die restlichen Gesichtsmuskeln stimuliert. Wiederholen Sie die Dehn- und Gähnübung abwechselnd auf beiden Seiten insgesamt etwa vier- bis fünfmal.

2. Fokussieren von Gegenständen in der Nähe

Versuchen Sie, im Alltag immer wieder gezielt Gegenstände in Ihrer Nähe bewusst zu betrachten. Da Sie bei Weitsichtigkeit Schwierigkeiten mit dem Fokussieren in der Nähe haben, kann dieser einfache Alltagstrick bereits helfen. Nutzen Sie dafür die Gelegenheit am Arbeitsplatz und schauen Sie sich auf Ihrem Schreibtisch um. Versuchen Sie, die kleinsten Gegenstände zu finden, und holen Sie sie dicht an sich heran. Konzentrieren Sie den Blick darauf, bis der Gegenstand mit so vielen Details wie möglich scharf wird. Lassen Sie den Blick zur Pause in die Ferne schweifen und holen Sie sich im Anschluss einen zweiten Gegenstand heran.

3. Heranholen und Entfernen

Setzen oder stellen Sie sich gerade hin. Entspannen Sie die Muskeln und greifen Sie ein Buch. Halten Sie nun die Hinterseite des Buches eine Armlänge von sich entfernt und versuchen Sie, den Text zu lesen. Holen Sie den Text beim Lesen langsam immer näher zu den Augen heran. Wenn Sie so dicht an Ihren Augen sind, dass Sie nichts mehr erkennen können, bewegen Sie das Buch einfach wieder von sich weg. Wiederholen Sie den Vorgang drei- bis viermal.

Als Abwandlung können Sie einen kleinen Gegenstand greifen und diesen vor und zurück bewegen. Versuchen Sie während der gesamten Zeit, den Gegenstand scharf zu fokussieren und so viele Details wie möglich zu erkennen.

4. Buchstaben zählen

Nehmen Sie sich eine Zeitung oder ein Magazin zur Hand. Denken Sie an einen beliebigen Buchstaben und schlagen Sie die Zeitung bzw. das Magazin an einer beliebigen Stelle auf. Versuchen Sie nun, zu zählen, wie oft Sie diesen Buchstaben auf der aufgeschlagenen Seite finden. Wiederholen Sie die Übung mit einem anderen Buchstaben oder auf einer anderen Seite zu einem späteren Zeitpunkt. Diese Übung kann je nach Magazingröße etwas Zeit in Anspruch nehmen, doch sie ist ein gutes Training, um kleine Buchstaben zu erkennen. Anstelle eines Buchstabens können Sie auch eine Zahl oder ein Symbol suchen.

5. Wimmelbilder und Bilderrätsel

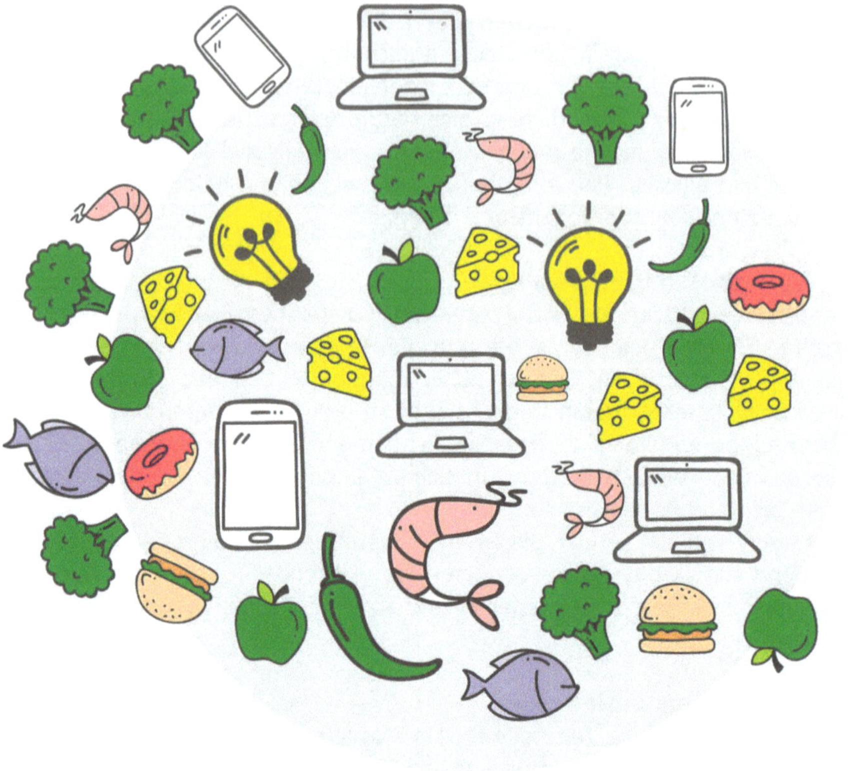

Wimmelbilder und Bilderrätsel sind tolle Übungen, um Ihre Augenmuskulatur anders zu fördern. Nutzen Sie Bilder wie das obere und versuchen Sie, nach bestimmten Objekten Ausschau zu halten. Mit dieser Grafik können Sie gleich zwei Übungen einbauen. Für die ersten benötigen Sie nur den oberen Teil der Grafik. Suchen Sie dort:

- alle grünen Gegenstände
- alles, was essbar ist
- alle elektronischen Gegenstände

Wie viele konnten Sie finden?

Für den zweiten Teil der Übung benötigen Sie beide Grafikteile. Zwischen beiden Bildern bestehen kleine, aber feine Unterschiede. Können Sie alle finden? Schauen Sie sich die Grafik genau an!

6. Malen nach Zahlen oder Linien

Malen kann eine wunderbare Ausgleichsübung an stressigen Tagen sein. Fast alle Kinder malen in ihrer Freizeit, doch Erwachsene legen dieses Hobby häufig wieder ab. Dabei kann Malen therapeutisch sehr wirksam sein. Nicht umsonst werden heutzutage wieder Malbücher für Erwachsene angeboten und therapeutische Gruppentreffen immer beliebter. Suchen Sie sich ein Malbuch und nutzen Sie jede kurze Pause für eine kleine Einheit. Egal, ob Sie nach Zahlen malen oder Mandala ausmalen möchten – die Übung wird Sie entspannen und gleichzeitig ein angenehmes Training für Ihre Augen. Schließlich müssen sich Ihre weitsichtigen Augen nun auf Umrandungen und Zahlen in der Nähe konzentrieren. Je feiner und detaillierter Ihre Vorlagen sind, desto effektiver ist das Training. Schon fünf Minuten reichen aus, dann dürfen Sie Ihren Augen wieder eine Pause gönnen. Und bevor Sie auf den Gedanken kommen: Betrügen Sie sich nicht selbst, indem Sie über eine Handy-App malen. Auf dem Smartphone ist es nur allzu einfach, die Ausschnitte entsprechend zu vergrößern. Das Augentraining wäre auf diese Art und Weise nicht zielführend.

Haben Sie kein Malbuch zur Hand, können Sie sich auch mit einem karierten Papier begnügen. Malen Sie in dem Fall einfach die kleinen Kästchen aus oder zeichnen Sie die Linien der Karos mit einem Bleistift nach. Auch dies gibt Ihnen eine Pause und trainiert das Sehen in der Nähe.

7. Puzzle

Haben Sie als Kind auch gerne Puzzles gelöst? Dann benutzen Sie diese Beschäftigung jetzt als sinnvolles Augentraining. Gerade große Puzzles mit vielen Teilen sind hervorragend dazu geeignet, Ihre Augen zu trainieren. Auch hier üben Sie sich in der Nahsicht und müssen konzentriert auf kleine Details achten. Gleichzeitig trainieren Sie Ihr Gehirn und verbringen Ihre Zeit abseits des Bildschirms. Die Auswahl der Puzzles ist heutzutage größer denn je – Sie werden also sicherlich ein Motiv finden, das Sie gerne zusammenbauen möchten.

8. Paar-Übung: Bilder beschreiben

Diese Übung geht am besten mit einem Partner. Suchen Sie sich ein Bild aus – beispielsweise eine Postkarte – und beschreiben Sie das Bild Ihrem Partner mit so vielen Details wie möglich. Am besten lassen Sie Ihren Partner das Bild währenddessen zeichnen. So sehen Sie später, wie gut Sie das Bild beschrieben haben. Auf die künstlerischen Fähigkeiten Ihres Partners kommt es dabei natürlich nicht an. Der Fokus soll vielmehr darauf liegen, wie viele Details Sie ihm korrekt beschrieben haben. Am Ende vergleichen Sie beide Bilder (hierbei dürfen Sie Ihre Sehhilfe gerne wieder aufsetzen, sofern Sie eine besitzen). Wenn Ihr Partner ebenfalls üben möchte, wechseln Sie sich einfach ab.

NOCH MEHR TIPPS BEI WEITSICHTIGKEIT

Neben den hier genannten Übungen eignen sich auch viele der bereits zuvor genannten Trainingseinheiten bei Weitsichtigkeit. Akkommodationsübungen sind beispielsweise gute Methoden, um das Scharfsehen sowohl in der Nähe als auch in der Ferne zu trainieren. Des Weiteren verdienen auch weitsichtige Augen hin und wieder eine Entspannungseinheit. Nutzen Sie Übungen wie das Palmieren oder auch Kompressen, um Ihren Augen eine Ruhepause zu ermöglichen. Letztlich sind auch einfache Übungseinheiten, wie das Augenkreisen, die die Muskeln im Allgemeinen trainieren, sehr wirksam.

Zusätzlich empfehlen sich alle Tipps, die Sie ganzheitlich in Ihrem Sehen unterstützen: Dazu zählen insbesondere Frischluftpausen, regelmäßige Bewegung und eine gute Ernährung.

Bonus: Die Grafiksammlung für gezieltes Augentraining & bessere Sehkraft

In diesem Kapitel erhalten Sie eine Auswahl an Grafiken, die Ihre Trainingseinheiten unterstützen. Nutzen Sie diese Grafiken, um Ihr Training bestmöglich zu gestalten – die Erklärungen werden Ihnen gerade am Anfang sicherlich eine große Hilfe sein.

Grafik 1: Die liegende Acht

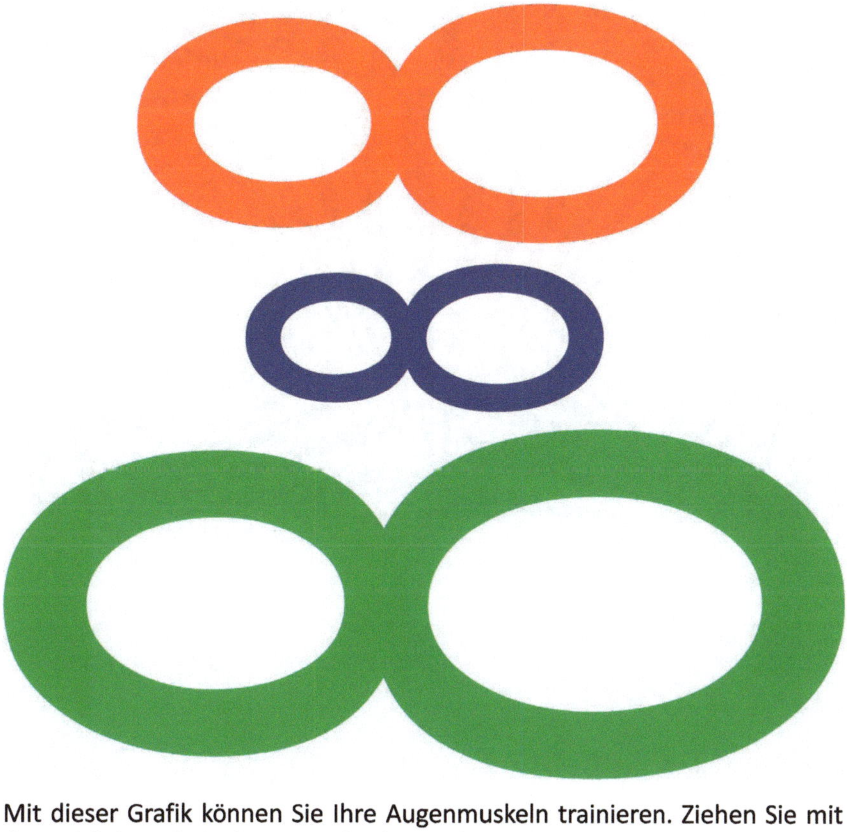

Mit dieser Grafik können Sie Ihre Augenmuskeln trainieren. Ziehen Sie mit Ihrem Blick einfach die Form der liegenden Achten nach. Fahren Sie dabei jeweils dreimal entlang der liegenden Acht, bevor Sie zur nächsten wechseln. Beginnen Sie links und kreisen Sie im Uhrzeigersinn. Wiederholen Sie die Übung, aber verfolgen Sie die Achten dieses Mal von der anderen Richtung aus (entgegen dem Uhrzeigersinn).

Grafik 2: Optische Täuschung I – Größenverhältnisse

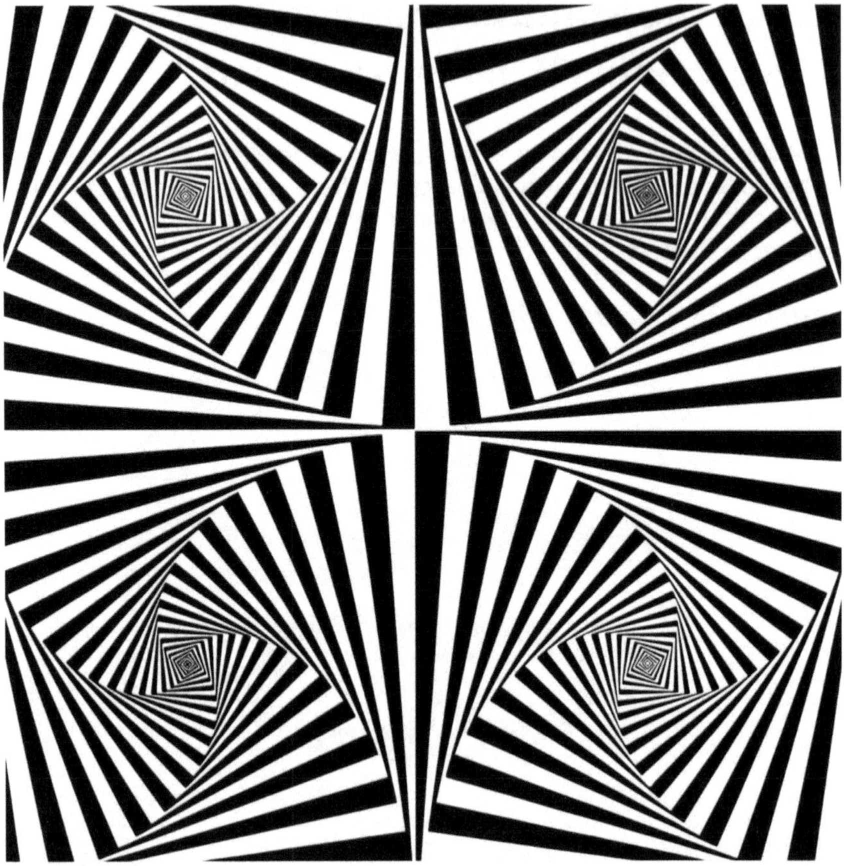

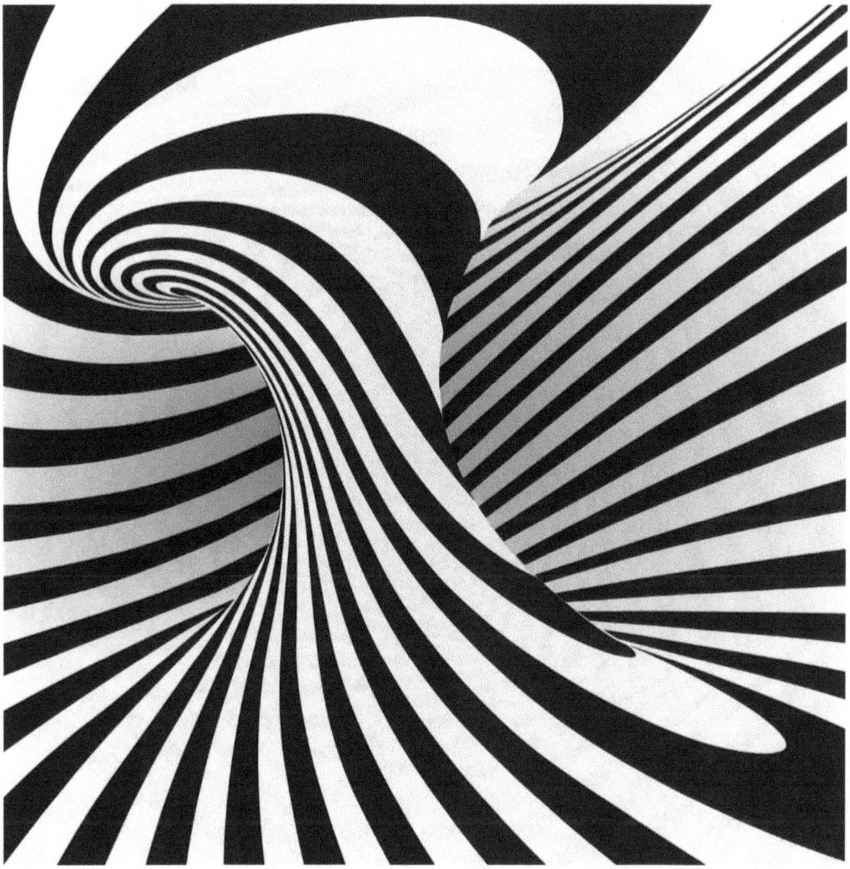

Auch optische Täuschungen sind wunderbar dazu geeignet, die Augen zu trainieren. Sie sehen auf diesen Grafiken mehrere Gegenstände gleicher Art. Doch welcher ist der größte eines jeden Bildes? Auf perspektivisch gezeichneten Bildern müssten Gegenstände, die weit entfernt sein sollen, kleiner gezeichnet werden. Sind alle Gegenstände gleich groß gezeichnet, erscheint unserem Auge der hintere immer etwas größer. Können Sie es erkennen?

Grafik 3: Drehende Figuren

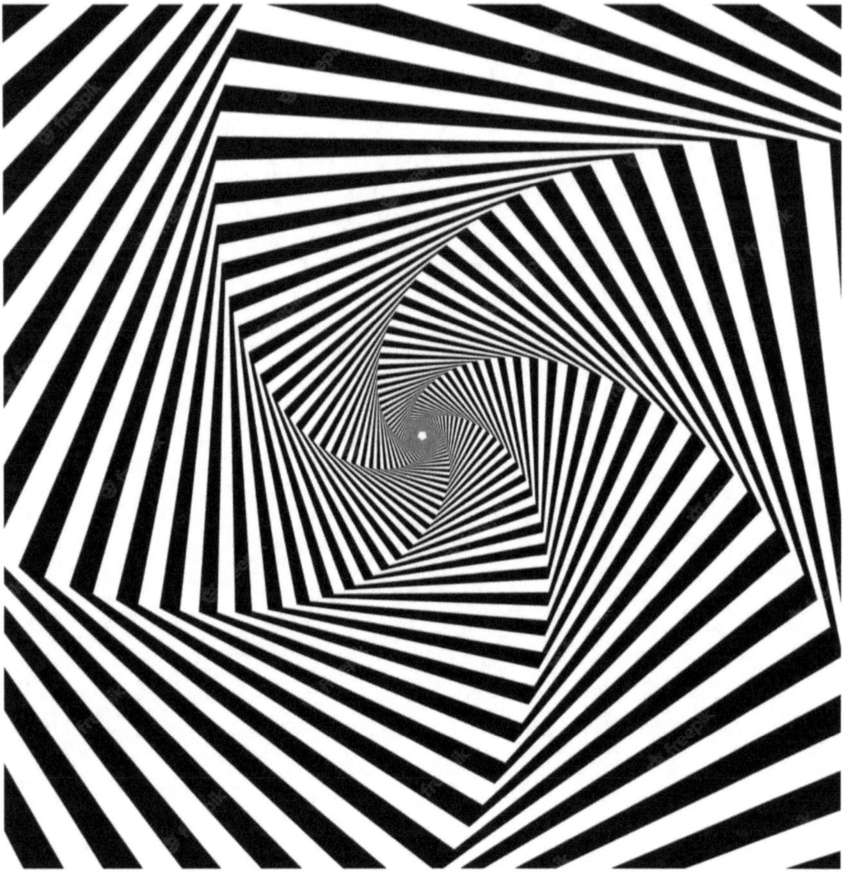

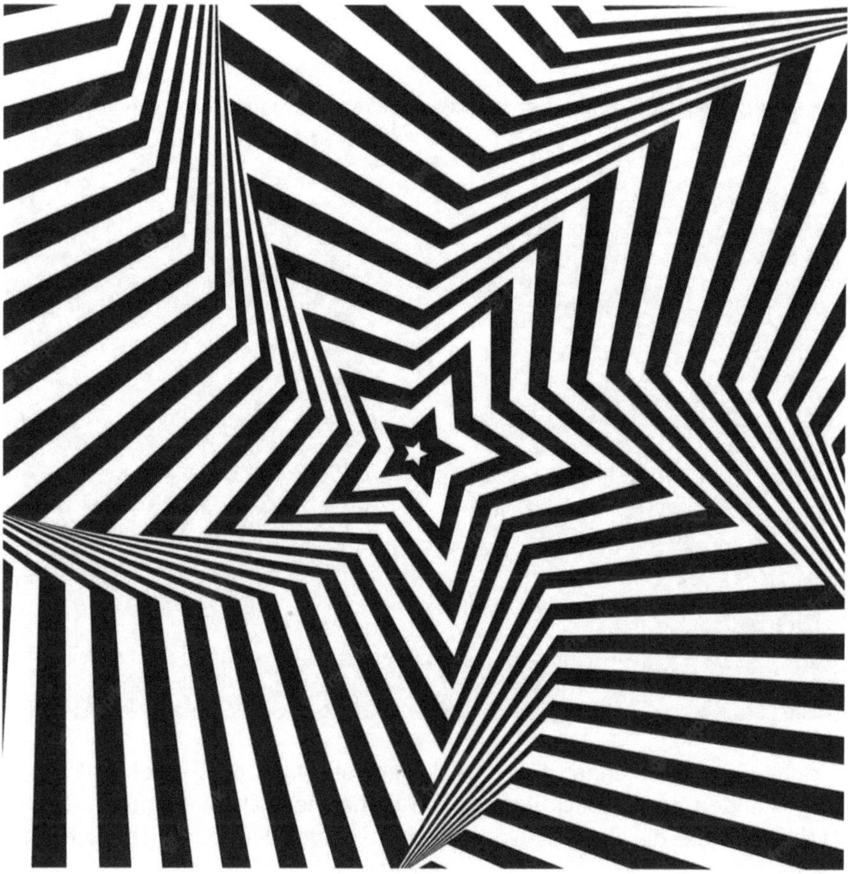

Diese Grafiken verwenden Sie wie die Übung „Drehende Kreise" aus einem früheren Kapitel. Legen Sie diese Grafik vor sich hin und wandern Sie mit den Augen so lange über das Bild, bis sich die Figuren scheinbar zu drehen oder zu bewegen beginnen. Behalten Sie die Augenbewegung für eine Minute bei. Gönnen Sie Ihren Augen und Ihrem Kopf danach eine kurze Pause, bevor Sie die Übung wiederholen.

Grafik 4: Optische Täuschung II – Welche Figuren erkennen Sie?

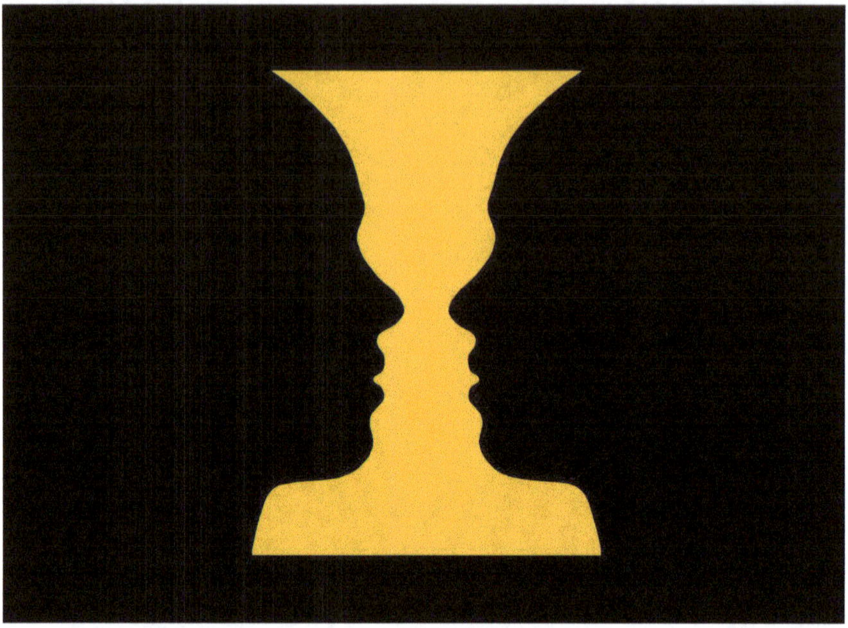

Welche Figuren erkennen Sie? Auf diesem Bild finden Sie zwei Figuren im Bild. Auf den ersten Blick werden Sie wahrscheinlich nur eine erkennen, doch wenn Sie die Perspektive verändern, finden Sie sicherlich auch eine zweite!

Grafik 5: Noch mehr Pfaden folgen

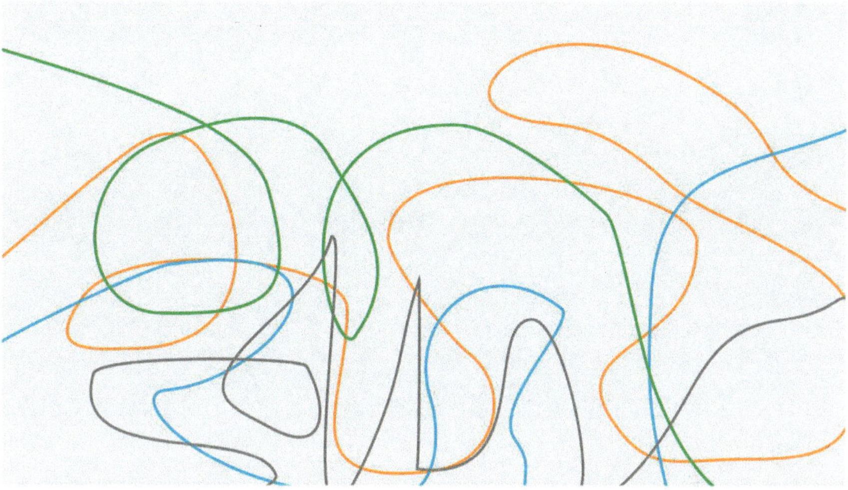

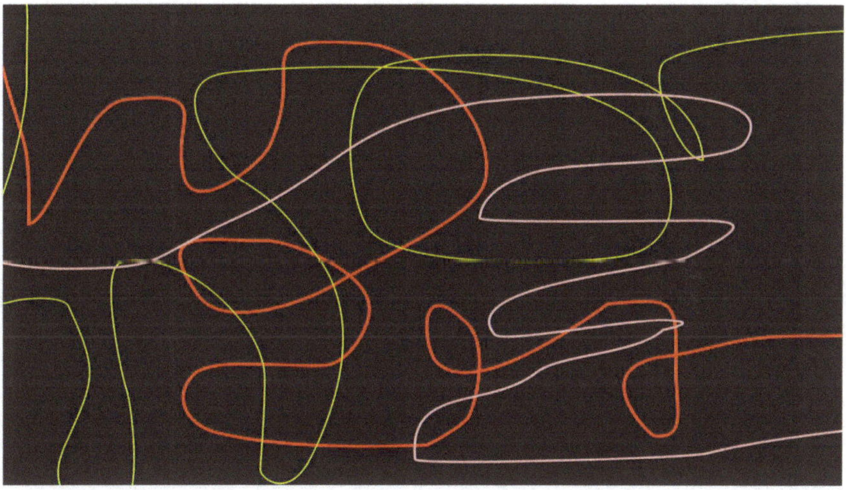

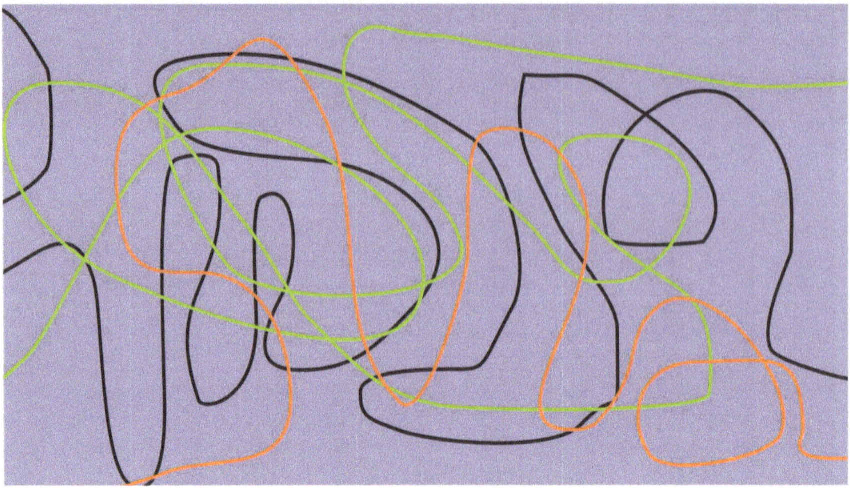

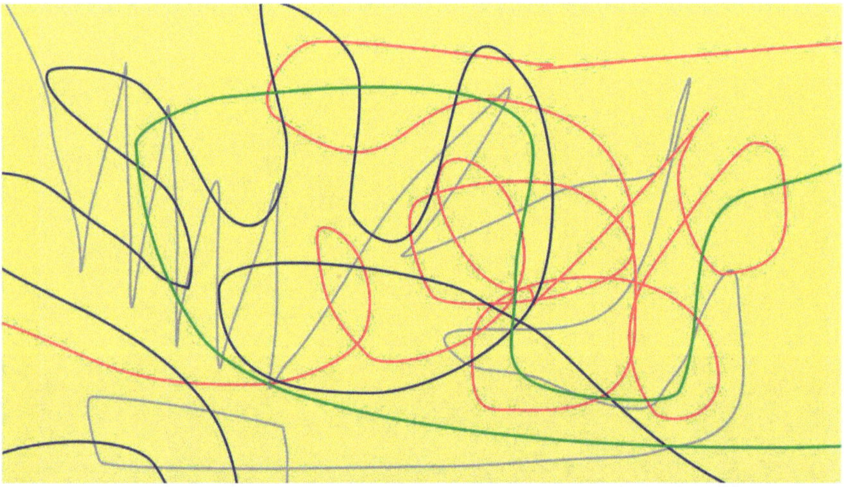

Mit diesen Grafiken können Sie die Übung „Pfaden folgen“ durchführen. Folgen Sie einfach nacheinander allen Linien von einer Seite zur anderen. Machen Sie eine Pause und wiederholen Sie die Übung von der anderen Seite oder mit einer anderen Grafik.

Grafik 6: Optische Täuschung III – Welche Figur ist größer?

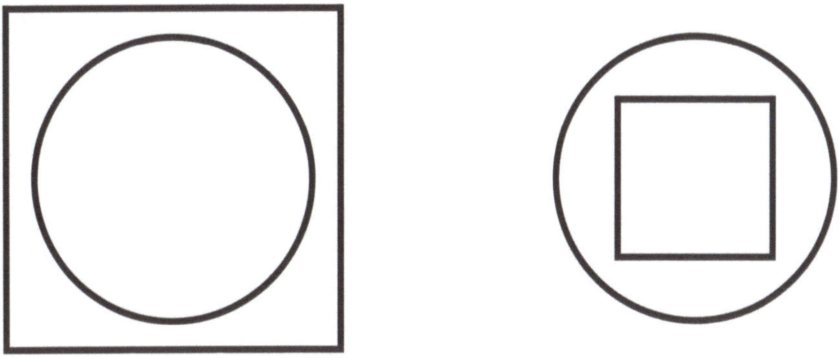

Welcher der beiden Kreise ist größer?

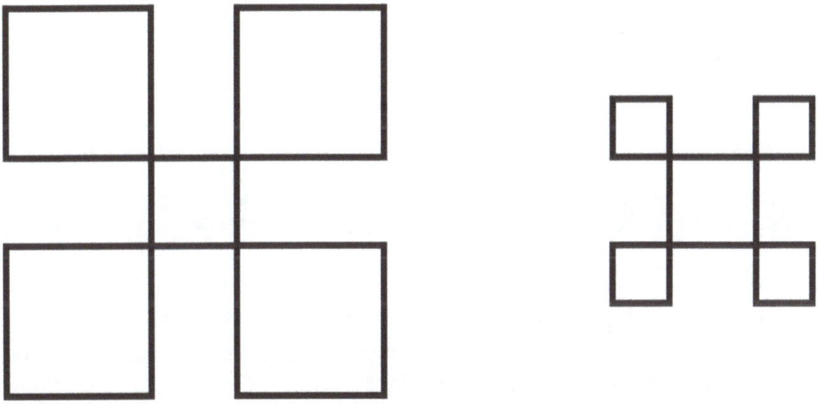

Welches der mittleren Quadrate ist größer?

Auf diesen Bildern sehen Sie jeweils zwei Grafiken nebeneinander. Welche der beiden geometrischen Figuren erscheint Ihnen größer? Sie werden überrascht sein: Sie sind jeweils gleich groß! Je nach Umfeld erscheinen Figuren den Augen größer oder kleiner. Wenn Sie genau hinsehen, erkennen Sie jedoch bestimmt, dass die Größe sich nie verändert.

Grafik 7: Welche Schriftarten finden Sie?

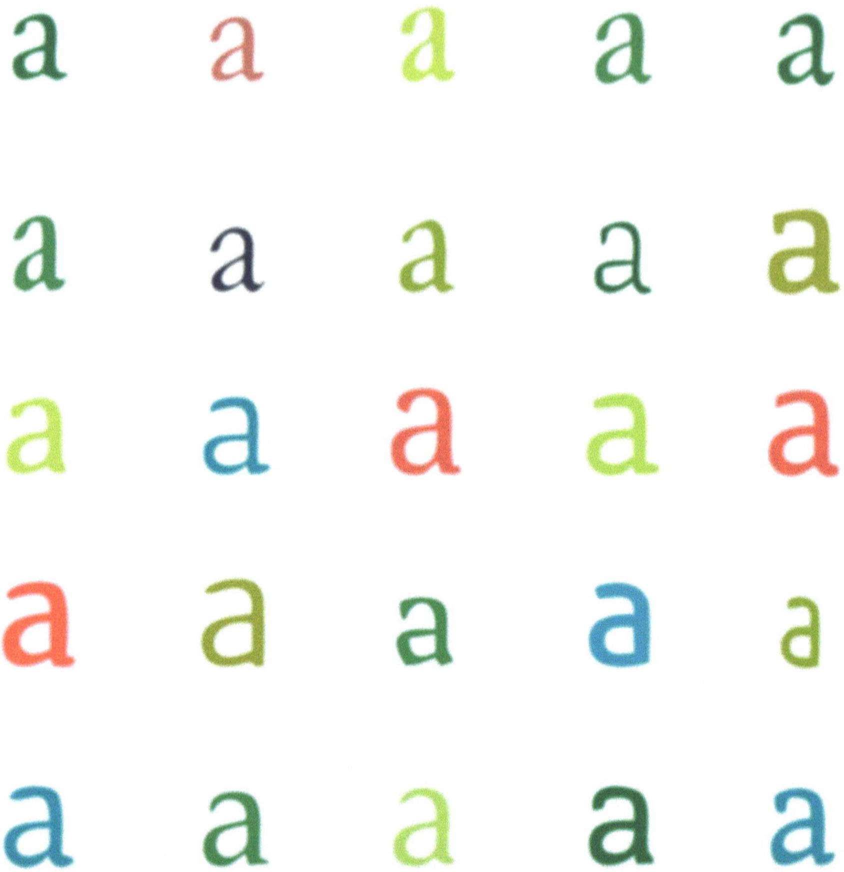

Diese Grafik dient der Leseübung. Schauen Sie sich die Buchstaben gut an – wie viele davon entsprechen der gleichen Schriftart? Wie viele Schriftarten finden Sie insgesamt? Mit solchen Übungen halten Sie Ihre Augen fit und trainieren außerdem das Scharfsehen in der Nähe. Diese Übung ist daher vor allem für Weitsichtige sehr gut geeignet.

Grafik 8: Wie viele Rauten stehen senkrecht?

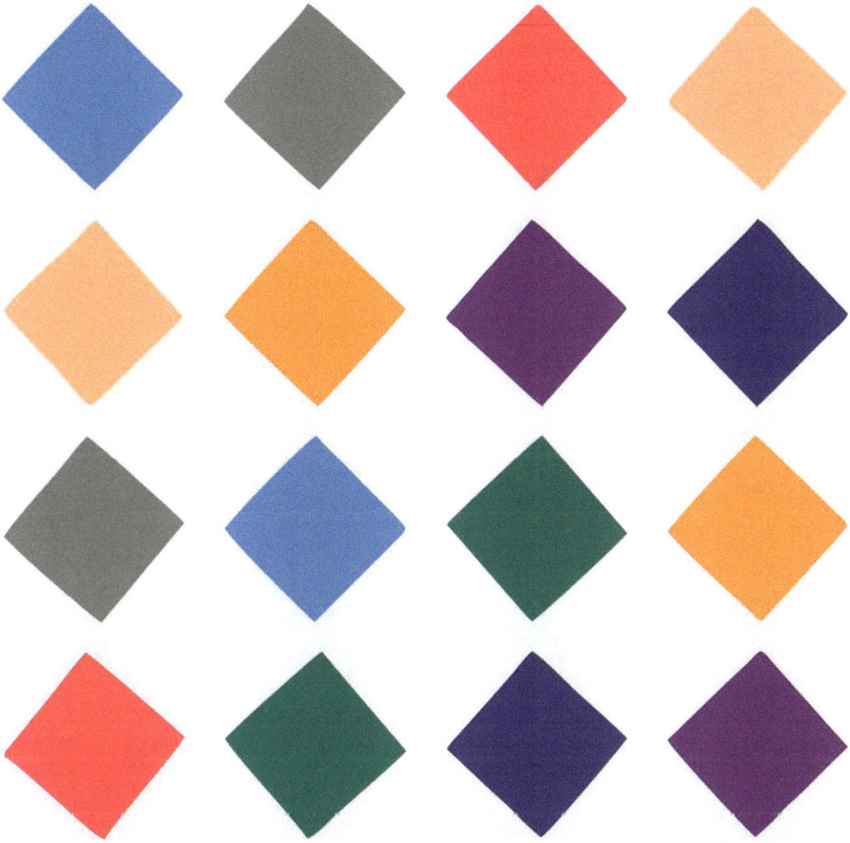

Wie viele dieser Rauten stehen senkrecht? Wie viele der Rauten kippen leicht nach links und wie viele nach rechts? Mit Übungen wie dieser trainieren Sie Ihre Augenmuskulatur und das Scharfsehen in der Nähe. Um den Schwierigkeitsgrad zu erhöhen, können Sie ein Auge mit der Hand abdecken und nur mit dem anderen Auge suchen. Dies ist auch eine gute Methode, ein schwächeres Auge gesondert zu trainieren.

Grafik 9: Wie viele Linien treffen nicht den Mittelpunkt? (Pfaden folgen 2.0)

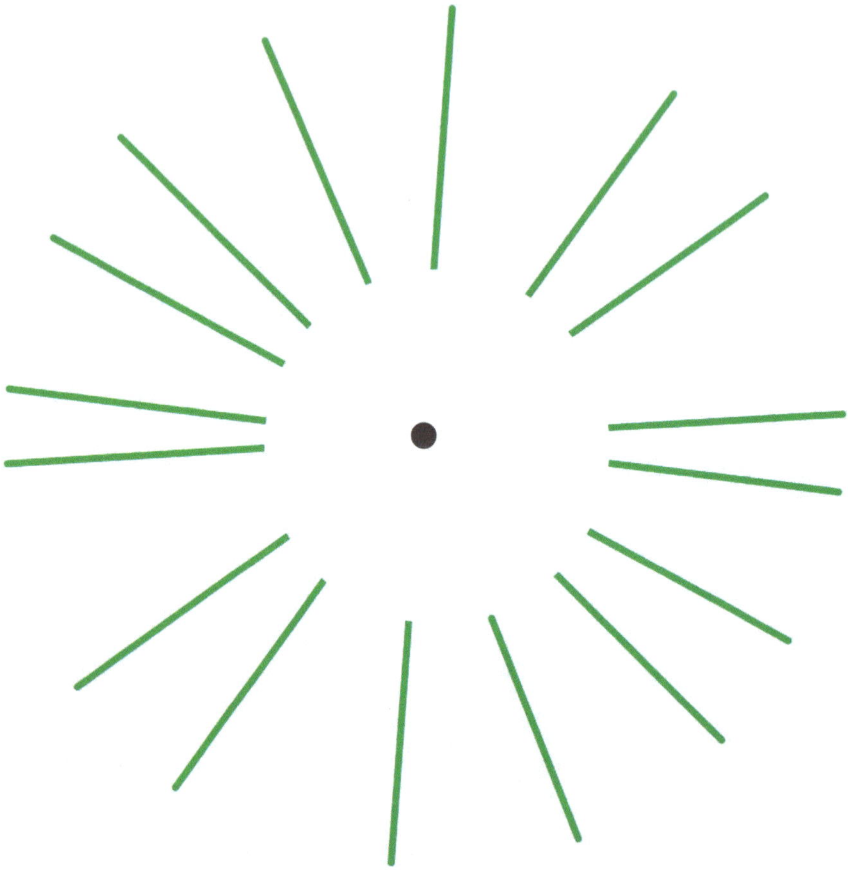

Erkennen Sie, wie viele Pfade senkrecht stehen und wie viele Linien gebeugt sind? Schon durch die leichte Beugung in wenigen Pfaden ist es schwer, zu erkennen, wie viele Linien tatsächlich gebogen und wie viele kerzengerade sind.

Grafik 10: Verschiedenen Figuren folgen (Pfaden folgen 3.0)

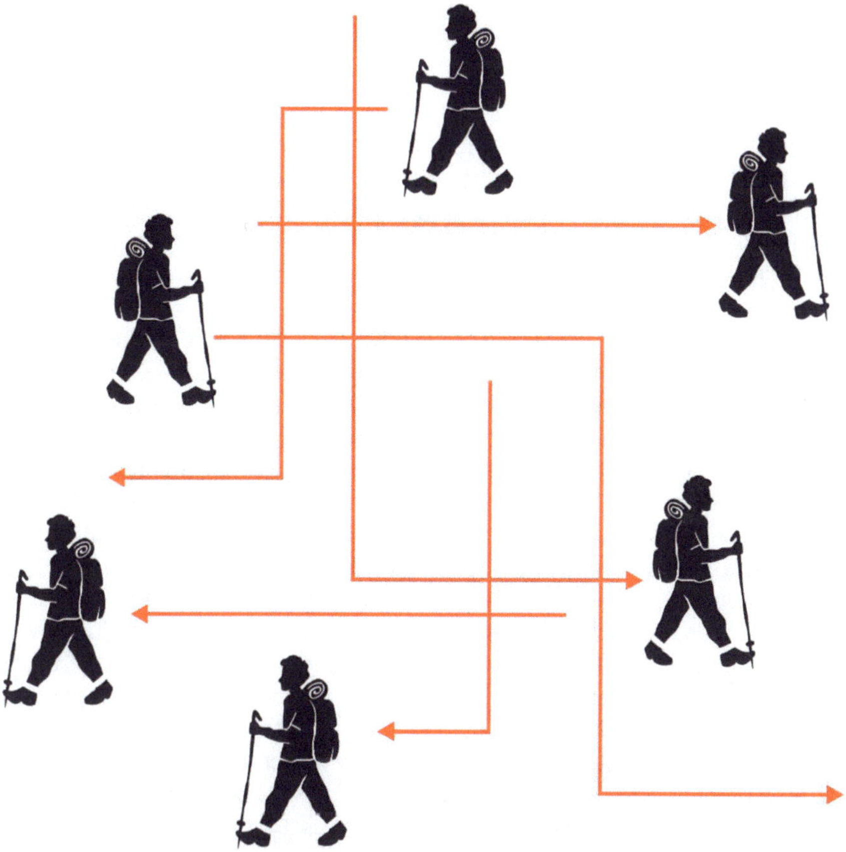

Folgen Sie mit den Augen nacheinander allen Linien. Damit üben Sie die unterschiedlichsten Bewegungen und schnellen Wechsel zwischen zackigen und runden Bewegungen – ein tolles Muskeltraining für Ihr Sehorgan. Die roten Pfeile geben an, in welche Richtung Sie den Linien folgen sollen. Wiederholen Sie die Übung nach einer kurzen Pause in entgegengesetzter Richtung.

Augen auf!

Zum Ende dieses Buches noch ein paar abschließende Worte: Sie haben mittlerweile viel über das Auge und seine Funktionsweise gelernt. Das theoretische Verständnis für das Sehorgan wird Ihnen bei weiteren Übungen und auch bei neuen Schwierigkeiten von großer Unterstützung sein. Je besser Sie das Auge verstehen, desto besser können Sie Problemen entgegenwirken. Blättern Sie daher jederzeit gerne zu den entsprechenden Kapiteln zurück, wenn sich Ihnen Fragen stellen.

Augentraining kann viel bewirken. Die Durchblutung wird verbessert, alle Flüssigkeiten fließen leichter und die Muskulatur wird gezielt in Bewegung gehalten. Das Auge wird effektiver versorgt und stärker trainiert. Damit das Training nicht nur eine zusätzliche Herausforderung für die Augen wird, dürfen Sie nicht vergessen, Ihrem Sehorgan zwischendurch Entspannungspausen zu bieten. Nutzen Sie stets einen Wechsel aus Trainingseinheiten und Entspannungseinheiten, um den größtmöglichen Effekt zu erzielen. Nutzen Sie die Tipps aus dem Grundlagenkapitel und bauen Sie sich eine Routine auf. Trainingsroutinen haben in der Regel einen spürbaren positiven Effekt auf den Erfolg. Empfehlenswert sind Trainingseinheiten in der Morgenroutine sowie Entspannungsübungen in den Arbeitspausen und am Abend. Planen Sie am besten täglich eine Übung ein – die meisten hier vorgestellten Aufgaben benötigen nur wenige Minuten und kaum Equipment. Es sollte Ihnen also durchaus möglich sein, zu verschiedensten Zeiten und an diversen Orten zu trainieren. Lassen Sie sich nicht entmutigen und bleiben Sie am Ball, auch wenn Sie nicht sofort eine Verbesserung Ihres Dioptrienwertes erfahren. Wenn Sie mit ausreichend Geduld und Willenskraft an die Sache herangehen, werden Sie die ersten Erfolge sicherlich in naher Zukunft spüren.

Es empfiehlt sich, neben den Trainings- und Entspannungseinheiten auch andere Veränderungen im Alltag vorzunehmen, um den bestmöglichen Effekt zu erzielen. Ersetzen Sie beispielsweise die eine oder andere Smartphone-Zeit mit einer Augenübung. So reduzieren Sie gleichzeitig die ungesunde Bildschirmzeit. Nutzen Sie Ihre Pausen für einen kurzen Spaziergang oder öffnen Sie das Fenster für einen Augenblick. Frische Luft ist nicht nur eine Wohltat für die Augen, sie versorgt darüber hinaus auch Ihren Körper mit Sauerstoff. Gleichzeitig kann sich Bewegung positiv auf Kopfschmerzen oder Rückenprobleme auswirken. Wenn Sie auf derartige kleine Veränderungen achten, unterstützen Sie das Training zusätzlich.

Gehen Sie mit klarem Blick durch die Welt und freuen Sie sich auf ein leichteres Lebensgefühl. Wir wünschen Ihnen viel Erfolg mit diesen Übungen!

1. Auflage

Kontakt: Psiana eCom UG/ Berumer Str. 44/ 26844 Jemgum

Covergestaltung: Fenna Larsson

Coverfoto: depositphotos.com

Printed in Poland
by Amazon Fulfillment
Poland Sp. z o.o., Wrocław

22997355R00060